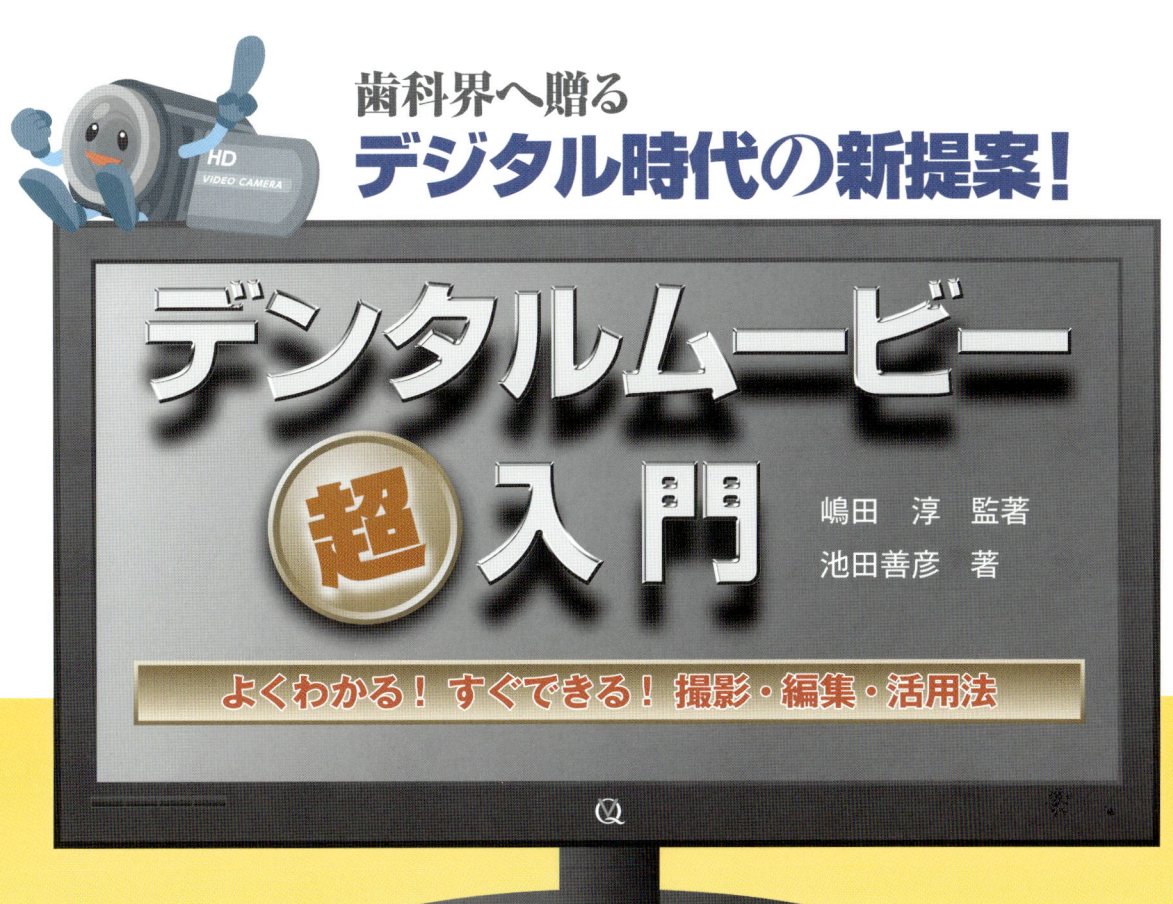

歯科界へ贈る
デジタル時代の新提案！

デンタルムービー 超 入門

嶋田 淳 監著
池田善彦 著

よくわかる！すぐできる！撮影・編集・活用法

クインテッセンス出版株式会社　2011

Tokyo, Berlin, Chicago, London, Paris, Barcelona, Istanbul, Milano, São Paulo, Moscow, Prague, Warsaw, New Delhi, Beijing, and Bukarest

クインテッセンス出版の書籍・雑誌は、歯学書専用
通販サイト『歯学書.COM』にてご購入いただけます。

PCからのアクセスは…

歯学書　検索

携帯電話からのアクセスは…

QRコードからモバイルサイトへ

刊行にあたって

　昨今の家庭用デジタル映像機器は、過去のプロ用映像機器の能力をはるかに超えるだけではなく、低価格化や簡易化も進み、一般の方々にも比較的容易に導入することができるようになりました。とくにデジタルスチルカメラ（いわゆるデジカメ）の特徴である、フィルムを気にしてシーンを逃すこともなく、その場で写真の確認ができる性能は広く受け入れられ、普及と低価格化が進みました。また、そのデータの保存方法や公開方法の多様性、編集能力は、多くの可能性を人々に与えたといえます。

　ビデオカメラの世界も同様で、アナログテープに記録していた頃、編集するには２台のビデオデッキを準備し、継ぎ接ぎする手段しかありませんでしたが、アナログのままの編集となるため、編集による劣化ばかりでなく、保存による劣化も避けられませんでした。また、その作業には多くの時間を費やす必要もありました。それは、音声をテープに記録することについても同様といえます。

　デジタル化の波は、音声→静止画→動画の順で進み、そのすべての編集を可能にするパソコンの普及は、大きな時代の変革点となりました。本書の執筆を可能にしたのは、この事実が大きな要素を占めるとともに、"専門の高価な医療用画像装置を使用しなくてもデジタル画像を記録編集したい"あるいは"過去のアナログ画像をデジタル化して保存したい"歯科関係者の皆さんのニーズに応えることを考えて、提案するものです。

　デジタル化の波とともにやってきたのが、映像機器とパソコン関連機材の低価格化、それとネット時代における通信機器の発展です。「ドウガ」が撮影できるカメラが誇らしくコマーシャルされた時代は遙か昔になりました。いまは誰かがiPhoneのような携帯端末で撮影した高画質のムービーが数秒先に配信され、瞬時に全世界の誰もが閲覧可能な時代になっています。動画データの撮影・編集・保存は記録としての価値も高いと思いますが、患者へのインフォームドコンセントのための資料として、あるいはプレゼンテーションのための材料として、またWeb上での閲覧資料として、今後は加速度的にますます使用頻度が高まる時代に確実になっていきます。その理由は、動画のもつ圧倒的な表現力と見た人への説得力にほかなりません。

　本書は歯科界に類のないコンセプトとコンテンツで構成されています。これから動画を歯科医療のあらゆる場面で利用したい方々の参考になれば、執筆者として大変幸甚です。

2010年11月　嶋田　淳　池田善彦

CONTENTS

第1章　ホームビデオカメラの撮影方法

1．ビデオカメラとスチルカメラの違い ── 10

2．ホームビデオカメラの種類と選択基準 ── 11
- 記録方法の違いによる分類／11
- 解像度に違いによる分類／12
- 圧縮方法の違いによる分類／13
- 筆者が提案するホームビデオカメラの使用法／14

3．動画撮影時のビデオカメラ本体の設定方法 ── 15
- 露出の設定／15

4．ホームビデオカメラによる撮影方法と撮影に用いる追加機器 ── 17
- 不潔域アシスタントが手で持って撮影する方法／17
- 一脚・三脚を用いる方法／17
- 清潔域アシスタントが手で持って撮影する方法／18
- 良好な画像を得るための注意事項／19

5．ホームビデオカメラによる撮影の実際 ── 21
- 1）水中撮影用防水ケース使用時のカメラの準備／21
- 2）手術撮影の実際／23

第2章　その他の動画データの作成方法

1．映像機器をつなぐことからはじまる無限の世界 ── 26
―機器の接続に必要な基礎知識―

2．口腔内カメラを用いた撮影 ── 28
- 口腔内カメラを用いた動画の撮影と記録方法／28

3．ヘッドマウントカメラを用いた撮影 ── 31
- ヘッドマウントカメラを用いた動画の撮影と活用法／31

4．ネットワークカメラを用いた撮影 ── 33
- ネットワークカメラを用いた動画撮影の実際／36

5．マイクロスコープ映像の録画 ──────────────── 38
6．内視鏡の歯科応用と映像の撮影 ────────────── 40
7．3DCG の制作 ─────────────────────── 42
　・3DCG ソフトウェアの 6 つの作業／43
　・3DCG によるコンポジットレジンでできた円柱の作成例／44

第3章　動画データの保存方法

1．ハードディスクに保存 ──────────────────── 48
2．各種ディスクメディアに保存 ─────────────── 50
　・DVD ビデオ形式での保存（Windows PC 使用）／51
　・DVD ビデオ形式で保存（HDD 搭載 BD/DVD レコーダー使用）／52
　・データ形式でディスクメディアに保存／52
3．旧ビデオメディアのデジタル化 ───────────── 55
　・ビデオキャプチャーデバイスによるアナログ映像のデジタル化／55

第4章　動画データの編集方法

1．動画編集の準備 ──────────────────── 58
　・ビデオ編集に必要なもの／58
　・編集に向けたパソコンの設定／60
2．Windows ムービーメーカーによる動画編集 ─────── 61
　1）パソコン内のビデオ映像の読み込み／61
　2）DV などのデジタルテープカメラからハードディスクへの映像の読み込み／62
　3）映像の切り貼り／64
　4）編集上の工夫／66
　5）ビデオファイルの作成／70
3．Apple PC による動画編集 ────────────────── 72
　1）Windows PC で取り込み・作成したムービーファイルの再生／73

CONTENTS

　2）アナログビデオ画像の取り込み／74

　3）iMovie によるデジタルビデオカメラからの画像の取り込み・編集
　　／76

　4）iMovie による編集上の工夫／79

　5）iDVD による DVD への画像の保存／82

　6）Final Cut Express および Final Cut Pro について／84

4．Adobe® Premiere® Pro による動画編集 ——— 86

　1）ソフトウェアの起動／87

　2）ビデオファイルの読み込み／88

　3）映像の切り貼り／89

　4）各種効果／90

　5）ビデオファイルの作成／92

第5章　各種動画の活用法

1．チェアサイドモニターを用いた患者さんへの ——— 94
　プレゼンテーション

　・PowerPoint のプレゼンテーションパックを用いた動画の取り込み／95

2．待合室などでの患者さんへのプレゼンテーション ——— 97

3．インターネットを用いた動画の活用法 ——— 99

第6章　各種音声・映像・データ転送に対応した施設づくり

1．配線の工夫 ——— 102

2．時代の変化に対応した建築物 ——— 104

●索引 ——— 106

【執筆者紹介】

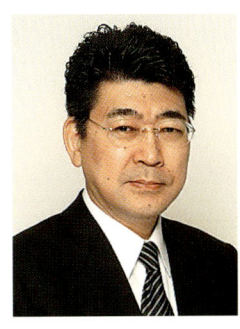

嶋田　淳

明海大学 歯学部 病態診断治療学講座 口腔顎顔面外科学分野1・教授

（担当：本書の監修および「第4章-3　Apple PC による動画編集」執筆）

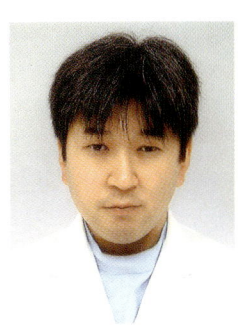

池田善彦

埼玉県北足立郡伊奈町開業：アイム歯科クリニック

明海大学 歯学部 病態診断治療学講座 口腔顎顔面外科学分野1・非常勤助教

（担当：「第4章-3」以外の全執筆）

【本書掲載の製品情報について】

　進歩の目覚ましいこの分野では、後続機などの登場も非常に速いです。本文中に掲載されている機器やソフトウェアは、本書の原稿を執筆している最中にも、どんどん新たなものが登場しています。興味をもたれ、購入をしたい場合は、下記表を参考に、より新たな製品をご用意されることをお勧めします。基本的な操作方法などに差はありません。また、掲載製品の販売状況やソフトウェアのバージョンなどについては、今後変更される可能性がありますので、あらかじめご了承ください。

	文中機器	後続機器
ビデオカメラ	ソニー社製 HDR-XR520V	ソニー社製 HDR-XR550V 等
スポーツパック	ソニー社製 SPK-HCE	ソニー社製 SPK-HCF 等
ヘッドマウントディスプレイ	ソニー社製 PUD-J5A	Vuzix Corporation 社製 Wrap920 等
ネットワークカメラ	パナソニック社製 BB-HCM381	パナソニック社製 BB-HCM581 等
HDD 搭載 DVD レコーダー	ソニー社製 RDR-HX92W	ソニー社製 BDZ-AX2000. 等
パソコン用 BD ドライブ	パイオニア社製 BDR-S05J-BK	パイオニア社製 BDR-S06J-BK 等
HDD 搭載 BD レコーダー	ソニー社製 BDZ-RX100	ソニー社製 BDZ-AX2000. 等
ビデオキャプチャー	バッファロー社製 PC-SDVD/U2	バッファロー社製 PC-SDVD/U2G 等
ビデオ編集ソフトウェア	Apple 社製 iMovie'09	Apple 社製 iMovie'11
ビデオ編集ソフトウェア	アドビ システムズ社製 Adobe® Premiere® Pro CS4	アドビ システムズ社製 Adobe® Premiere® Pro CS5
メディアプレーヤー	バッファロー社製 LT-H90LAN	バッファロー社製 DTV-X900 等

(2010 年 10 月現在)

第1章
ホームビデオカメラの撮影方法

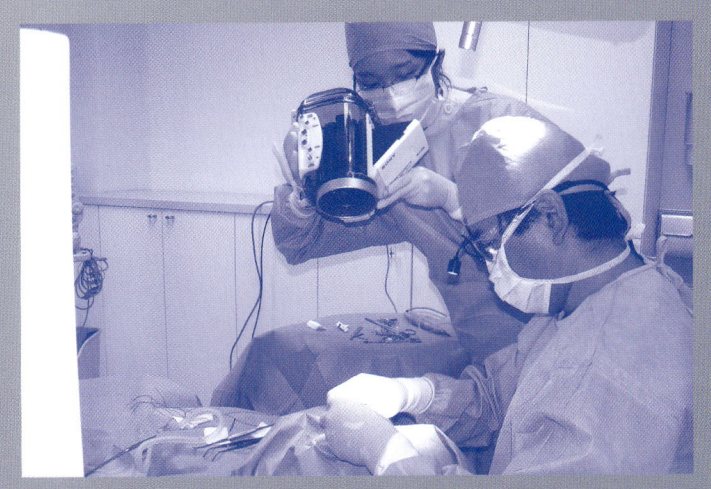

1 ビデオカメラとスチルカメラの違い

いうまでもなくビデオカメラは動画、スチルカメラは静止画を得る目的で作られています。現在ではともにデジタル化が進み、「デジタルビデオカメラで静止画を撮影」「デジタルスチルカメラで動画を撮影」と、お互いの領域を含む機能をもつことが増えましたが、それでも各々の専門機能が他機能を上回ることはありません。ともにアナログ時代と比較してみると、フィルムの画質性能に迫ったデジタルスチルカメラに対して、デジタルビデオカメラはアナログテープをメディアとしていた時代を凌ぐほどに性能の向上がみられます。フィルムとテープを比較することは不公平といわれるかもしれませんが、「進化したアイテムを、われわれの歯科医療に応用しない手はない」とお伝えしたいのです。

電気店に足を運ぶと、いわゆるデジカメのコーナーには、商品陳列とともに「画素（あるいはピクセル）」という文字を目にします。おおよそのつかみとしては「画素の数字が大きいほど、きれいに映るのだろう」という考えで、細かいことを除けば正解です（「レンズが…」「感度が…」「測光性能が…」などと気にされるような、すでにある程度の知識のある方は、本章をとばして次章に進んでください）。高性能デジカメでは、2010年10月現在約4,000万画素の性能があり、10年前に150万画素のデジカメを10万円で買って大喜びしていた時代が懐かしく思えます。一方、デジタルビデオカメラは、性能が進化した今でも約200万画素であり、10年前のデジカメの画素数と大差がないと考えるかもしれません。確かにデジタルビデオカメラで静止画を撮影するだけであればそうかもしれません。静止画の症例写真を撮影するのならば、デジカメを用いたほうが有効なのは、そこに理由があります。しかし、「動画でなければ伝わらないことがある」からこそ、ビデオが必要となってくるのです。

動画でなければ伝わらないことと聞いて、歯科医療関係者の皆さんは何を思い浮かべるでしょうか。「何も浮かばない」「いろいろ発想する」などさまざまとは思いますが、以下に例を挙げてみましょう。

●歯の動揺

歯の動揺は、静止画では描写できないことが容易に想像できると思います。患者さんに「歯が揺れていますね」と伝えても「いや、揺れていない」、あるいは鏡で見せても「よく見えない」「揺れているように見えないから治さなくていい」というような頑固な方もいますが、このような患者さんにも説得力のあるお話ができます。

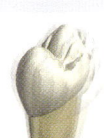

●手術記録

静止画では各ポイントの状況は得られますが、途中経過は伝わらず、教科書的な理解しか得られません。とくに新人教育においてはイメージトレーニングにも大きく役立ち、早期の習得が期待できます。また、時間軸が存在するため、証拠能力も高いといえます。

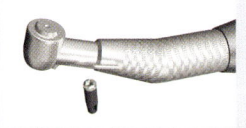

●プロービングデプス

ただ計測して歯周検査記録に記載するだけではなく、動画撮影をすることにより、治療前後の違いを見せることができます。歯科医療関係者であれば、静止画でも逆算してデプスを判断できますが、患者さんにとっては動画のほうが理解を得られます。

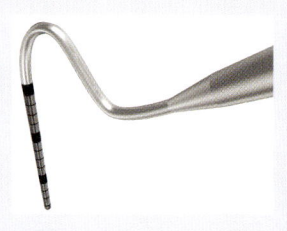

ほかにも例を挙げればきりがないですが、これらの例からもわかるように静止画とは異なり、動画においては余分な画素数は必要ではなく、「いかにわかりやすく動きを記録できるか」が重要となります。

2 ホームビデオカメラの種類と選択基準

ホームビデオカメラといえどもその種類は多く、どの機種がよいのか、選択するだけでも大変です。すでにお持ちのビデオカメラを歯科医療に応用したい場合でも、一応、現在のビデオカメラの種類を知っておくことをお勧めします。なぜなら、新しく導入したほうが、その後の編集作業などがより容易になる可能性があるからです。とくにお持ちのビデオカメラが、後述するアナログテープカメラであれば、なおさらです。

記録方法の違いによる分類

まず記録方法の違いによる分類をみてみましょう。皆様がお持ちのカメラ、あるいは検討しているカメラがこのいずれかの分類に入るはずです。

●アナログテープカメラ（VHS・β・VHS-C・S-VHS・8ミリビデオ・Hi8）

かつて普及した方式であり、今でも多くの方がお持ちかもしれません。しかし、録画・再生機器が入手困難となりつつあるため、新たな映像を記録する場合は、新しいカメラを購入することをお勧めします。また、すでにある貴重な映像も使用機器が故障すれば見られなくなる可能性もありますので、機器が動くうちに後述する方法（55、74頁参照）でデジタル化することをお勧めします。

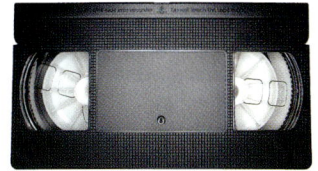

●デジタルテープカメラ（Digital8・DV・miniDV・MICROMV・HDV）

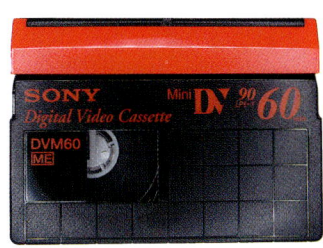

つい最近まで主流となっていた方式です。デジタル画像で動画記録できるようになり、パソコンで容易にビデオ編集やコピー、配布ができることから、現在の家庭編集を普及させた主役といえます。パソコンからの操作で再生や巻き戻し、録画などの操作をリモートコントロールできるのは非常に便利で、この機種を持っていれば、まだ買い替えなくても使用は可能と考えます。ただし、記録方法がテープのため、テープもカメラもモーターのような可動部が多く存在し、故障の可能性は十分にあります。テープの保存には場所も必要となるため、パソコンやハードディスクレコーダーにデータを移しておくことをお勧めします。

● DVDビデオカメラ

録画と同時に普及率の高いDVDに記録されるため、すぐにDVDプレーヤーなどで録画したものを見ることができ、配布もしやすいのが特長です。しかし、連続記録時間が30分前後であるため、手術記録などには向かないばかりか、いったんDVDになってしまうとビデオ編集には熟練を要することが多く、お勧めしません。

●ハードディスクビデオカメラ

映像をテープやDVDのような交換メディアではなく、カメラに内蔵されたHDD(ハードディスクドライブ)という記録ディスクに保存する方式のものです。容量も大きく、最近では200GB(ギガバイト)を超えるものも販売され、もっとも美しい画像で24時間以上、画質を落とせば100時間以上の撮影が可能となります。パソコンへのデータ移動も早く、筆者も現在は、このタイプを使用しています。しかし、やはりHDDにはモーターによる可動部が存在しているため、故障によるデータ損失の可能性があります。機種によってはフラッシュメモリーを使えるものもあり、後述するフラッシュメモリービデオカメラと同様の使用方法も可能です。

11

●フラッシュメモリービデオカメラ

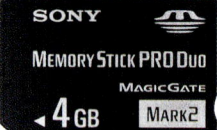

現在デジカメなどの記録媒体として広く普及しているSDカードやメモリースティック、本体内蔵のフラッシュメモリーなどを利用して動画を保存する形式のものです。小型化できるだけでなく、可動部も少ないためすぐれたカメラといえますが、まだフラッシュメモリーの容量が少なく、この点が改善できれば、これからのスタンダードになるといえます。しかし、高画質でも数時間撮影できることを考えると、頻繁にデータを移動するならば、歯科医療への応用には、現在でも十分な性能をもっています。

解像度の違いによる分類

最近のテレビを含む映像機器では、フルハイビジョンやFullHD1080の文字が記載されているものを目にすることが多くなってきました。これは画像の細かさを示す言葉ですが、デジカメが普及していることを考えると「解像度」や「画素数」といったほうがなじみやすいかもしれません。以前のテレビやビデオの解像度は標準画質 (SD：Standard Definition) とよばれ、日本では横が640個、縦が480個の点で描かれ、全体としては約30万画素の4：3の映像となっていました。これに対し、ハイビジョンはHD(High Definition)ともよばれます。もっとも上位のフルハイビジョンはFullHDとも表記され、横が1,920個、縦が1,080個で約200万画素の細かな映像となっています。また、横縦比も16：9のいわゆるワイド画像となります。当然、画素数が細かくなることで画質は良くなるわけですが、その反面、扱うデータの容量も大きくなるため、編集時にはパソコンのパワーがより必要になります。SDとHDそれぞれの機器や規格が存在するため、表1にそれぞれに対応した記録媒体を示します。

ホームビデオを含む映像機器には、SDまたはHDのどちらかのみに対応したものと、HDとSD両方に対応したものの3種類が存在します。ビデオカメラも同様であり、購入時は注意が必要です。今後はすべての製品がFullHDをカバーすることが予想されますので、カメラはHDに対応したものをお勧めします。筆者はソニー社製ハイビジョンハンディカムHDR-XR520V(図1)を用いて、HDで資料収集をし、編集時にSDに落とす方法を用いています。これは、保存形態や配布のしやすさからDVDにして保存する方法を用いているからです。また、動画データから解像度の高い静止画を抜き出すうえでも有効といえます (詳しくは第3章「動画データの保存方法」参照)。

表1　SDおよびHDに対応した記録媒体

SD	HD
各種アナログテープビデオ	HDV(1440×1080画素でFullHDではない)
HDV以外のデジタルテープビデオ	ブルーレイディスク
DVDなど	DVD(AVCHD)など

※ HDD(ハードディスクドライブ)とHDやDVDとDV、SDとSDカードなどを混同しないように注意する。

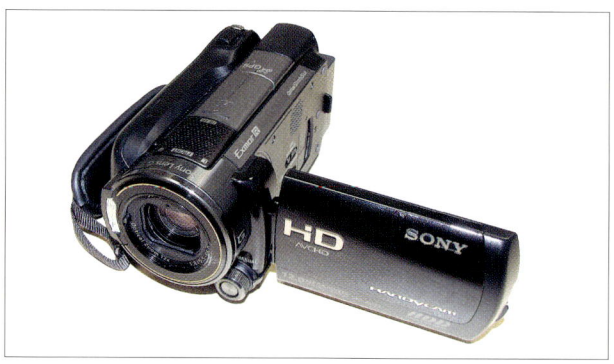

図1　ソニー社製ハイビジョンハンディカム XR520V(生産終了品)

圧縮方法の違いによる分類

デジタルビデオカメラの違いには、さらに圧縮方式による記録方法の違いも存在し、主に表2のような種類に分かれます。

「拡張子」とは、パソコンに取り込んだときの動画データの種類を示すファイル名の一部分で、ファイル名の最後方に位置します（図2）。パソコンの設定により、表示することも非表示にすることもできます。圧縮方式のうち、DVとMPEG-2は多少古いパソコンでも編集に用いることができ、Windowsなどに標準搭載される動画編集ソフトを用いることができます。

同じSD画質でもDVとMPEG-2の違いは圧縮率にあります。動画データのみならず、静止画データでも圧縮してしまうと画質は落ちますが、ファイルのサイズは小さくなり扱いやすくなります。ただし、圧縮時に捨てられたデータは帰ってきませんので、MPEG-2からDVへの圧縮方式の変換は無駄であるといえます。DVのほうがフィルムカメラのように1コマ1コマのデータがつながった方式のため、編集後の画質劣化の防止にも有効です。DVDはMPEG-2での記録となるので、保存のためには最終的に圧縮しなければなりませんが、編集作業中はDVはDVのままで操作したほうが画質の劣化を防げます。

ややこしいのですが、圧縮率が高ければ画質が落ちるというわけでもありません。AVCHDはもっとも高い圧縮率でも圧縮効率が高いために、高画質となってます。これは録画・再生ともに専用の機器が用いられることで実現しており、多くの現役パソコンでは、本格的な動画編集が性能的にも快適には行えず、また、専門のソフトウェアの準備が必要となり、多くの費用と時間がかかります。

表2　ビデオカメラの種類別にみた圧縮方法の違いによる分類

ビデオカメラの種類	画質	拡張子	圧縮方式	圧縮率
Digital8・DV・miniDV・MICROMV	SD	avi	DV	低
HDV	HD	m2t	MPEG-2	高
ハードディスクビデオカメラ フラッシュメモリービデオカメラ	SD	mpg	MPEG-2	高
	HD FullHD	m2ts	AVCHD	最高

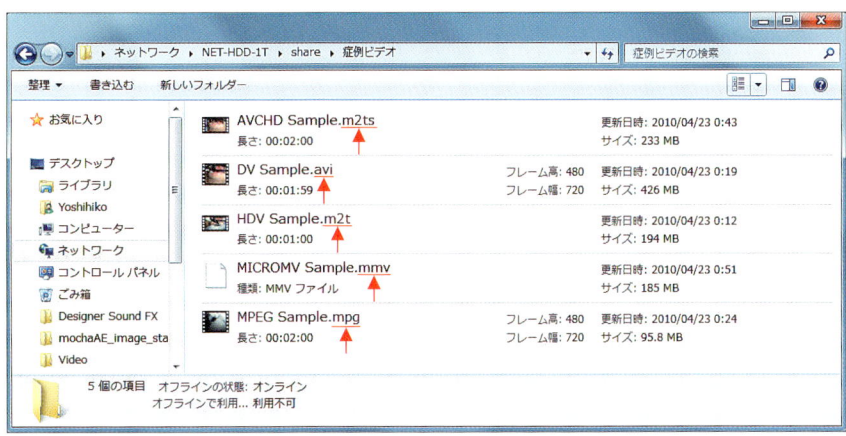

図2　パソコン画面上の各種動画ファイルの拡張子。

筆者が提案するホームビデオカメラの使用法

では、どのビデオカメラを使用すべきなのでしょうか。筆者が提案する方法は2種類あります。

まずは、すでに広く普及しているminiDVデジタルテープカメラを使っている場合で、既存のパソコンを用いて編集保存する方法です。高価な動画編集ソフトを購入しなくても、現状で編集が可能というメリットがあります。また、操作も熟練を要せず、単独のソフトを用いて、流れ作業で行うことができます。

もう1つは、最新のハードディスクビデオカメラ、またはフラッシュメモリービデオカメラを用いる方法です。新しくビデオカメラを購入する場合や、この方式のものを最近そろえた場合などにお勧めです。ただし、FullHDで記録した動画データを編集するには、前述のようにハードウェアとソフトウェアの問題があります。将来的にはFullHDでの本格的な編集がスタンダードとなることが予測されますが、今のところ"誰でも！"という条件にかないません。ただし、編集せずに保存する場合や単純な切り貼りのみの場合はFullHDで記録しても苦労することはありません。

筆者がもっともお勧めするのは、後者のなかでも最新のFullHD対応カメラを用いるものですが、カメラのセッティングを変えて、記録方式をSDに落として撮影する方法です。この方法であれば、特別なソフトウェアを用意する必要もなく、多くの現役パソコンで編集可能であり、管理にも負担が少ないからです。さらに、基本性能はFullHDであり、将来性も確保できることが予測されます。

※カメラのセッティング方法などは、各社取扱説明書を参照しましょう。

3 動画撮影時のビデオカメラ本体の設定方法

　ひと昔前の医療記録では、リバーサルフィルムとリングフラッシュを装備した一眼レフカメラの組み合わせ（図3）が主流で、機材も高額なだけでなく、現像費や消耗品費も必要でした。撮影の失敗をおそれる重圧から、感度や絞り、シャッタースピードなど"人生には無関係"と思われたことまでよく調べたものです。そのため、筆者もすべての疾患を撮影することはなく、症例を選んで撮影した過去がありました。そのような事情から、乳頭腫と思われた腫瘍に対して「撮影の必要なし」と判断し、切除後の病理診断で比較的稀な周辺性エナメル上皮腫であったことが判明し、学会発表できなかったという苦い思いをした経験もあります。このような背景もあり、現在でもカメラ用語に拒絶反応を示す先生方も少なくはないと思われます。

　しかし、ホームビデオカメラにおいては、露出とホワイトバランス、フォーカス程度しか設定はなく、規定の設定でも重要な「動きを記録する」という目的は叶うことがほとんどです。ただし、日常の撮影を目的として設計されているため、歯科医療のように無影灯の明るい環境で、口腔内や血液のような赤の要素が多い"非日常"を撮影することからも、ビデオカメラの設定による傾向を知っておいて損はありません。

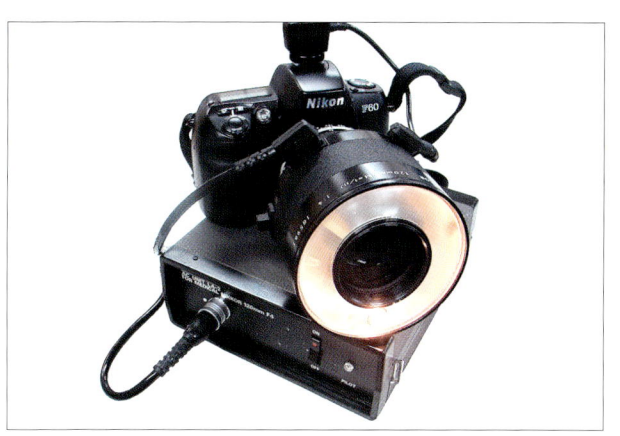

図3　リバーサルフィルムとリングフラッシュを装備した一眼レフカメラの組み合わせ。

露出の設定

　「露出」とは、受光部のフィルムやセンサーが受ける光の量と表現でき、多ければ明るく（露出オーバー）、少なければ暗く（露出アンダー）見えることが想像できると思います（図4）。また、明るくも暗くもない状態を適正露出といいます。ビデオカメラの場合、連続した映像の記録を行うため、つねにカメラが自動的に露出を調整してくれています。しかし、口腔領域の撮影では、露出が期待と異なる結果を生むことがあります。

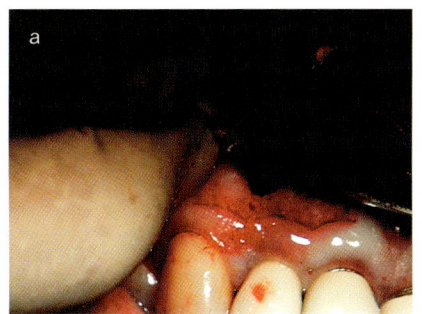 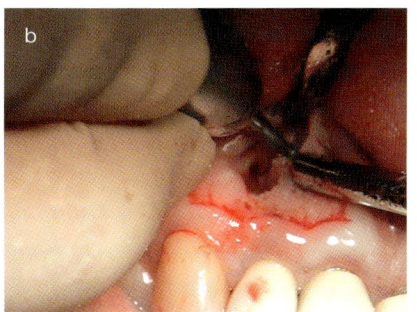 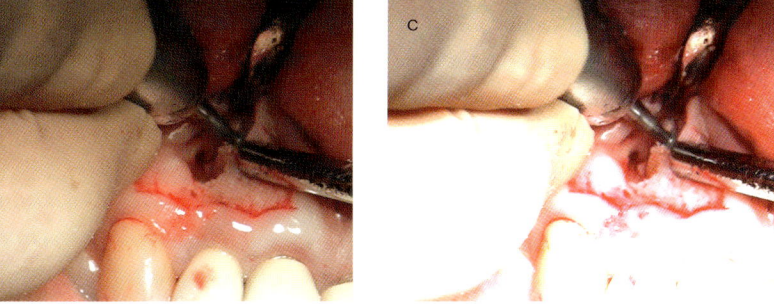

図4 a-c　露出の違い。a：露出アンダー。b：露出標準。c：露出オーバー。

15

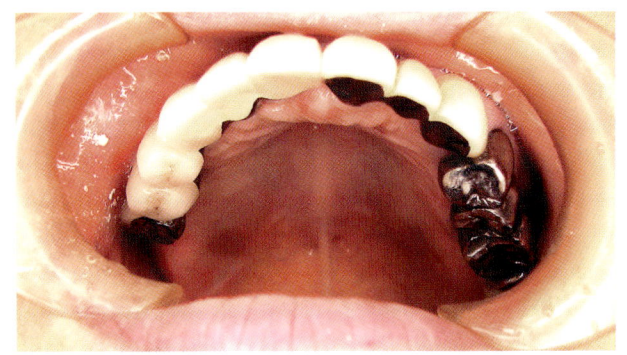
図5　露出オーバーで歯の濃淡が少なく白トビした状態。

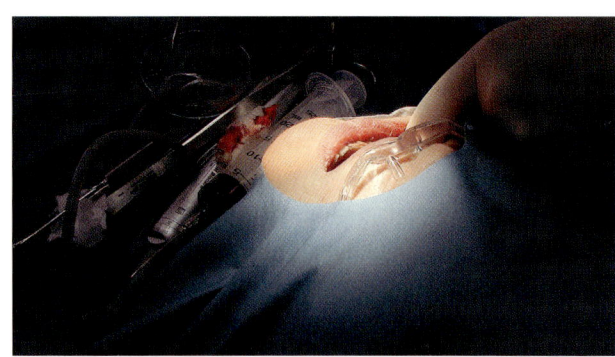
図6　露出アンダーで無影灯の照射部分以外が黒つぶれした状態。

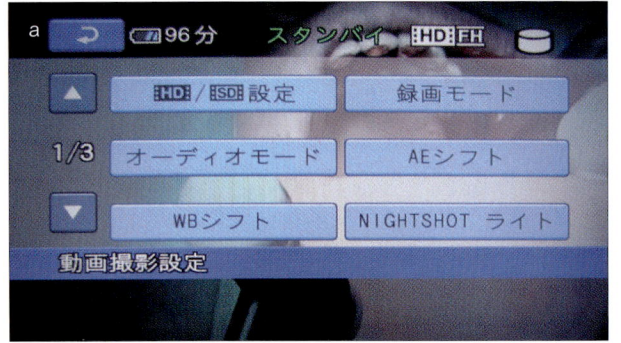
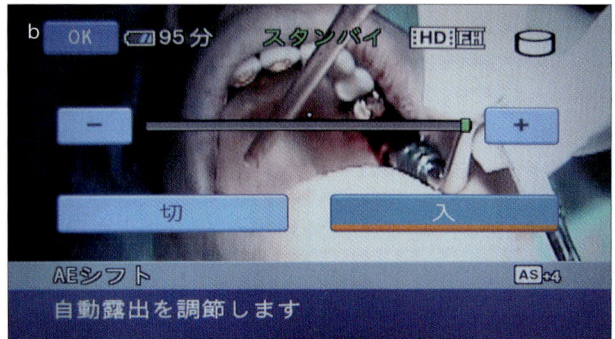
図7 a, b　ソニー社製ハイビジョンハンディカム XR520V の露出設定画面。AEシフトの設定を開き、スライダーを左に移動するとアンダーに、右に移動するとオーバーに設定される。本体前面のダイヤルに AE シフトの機能を与えることもできる（くわしくは各社取扱説明書をご覧ください）。

たとえば、前歯を主に撮影するつもりが、口腔内の暗い影の部分が画面に多く映ることで、カメラが暗い部分を明るく写そうとするため、歯が濃淡のない真っ白な映像になってしまうことがあります（図5）。この場合、設定で露出をマイナスに補正して調整する必要があります。

逆に無影灯が明るい場合、そこにあわせて調節されるため、暗闇で手術したかのように映ることもあります（図6）。この場合は、設定で露出をプラスに補正して調整することが必要です（図7）。

ビデオカメラによっては、「露出」とは別に「明るさ」の設定項目があります。被写体と環境に合わせて「露出」と「明るさ」のバランスをとることをお勧めします。

歯科医療を行う施設でも、光源は太陽光や蛍光灯、白熱灯、LED などさまざまな種類が存在し、それぞれが混合した環境が多いと思われます。人間の目に映る色は、「青は青」「赤は赤」と脳で認識しますが、カメラは光源の影響を大きく受けます。医療用光源に絞っても、チェアユニットにはハロゲンバルブの赤みを反射する無影灯が装備されていたり、大型の手術用無影灯はコールドミラーで反射した青白い光が照射されたりと、複雑に色の変化を受けています。スチルカメラと異なり、撮影時にストロボ光源だけにするという方法も採れないため、「こうすればよい」という設定はありません。実際の映像と液晶画面の映像を比較するか、できあがった動画データから傾向を分析して調整するしか方法がないのが実状です。

4 ホームビデオカメラによる撮影方法と撮影に用いる追加機器

　何の説明もなく一般的な歯科診療をビデオカメラで撮影すれば、患者さんは当然拒絶します。したがって、実際には、手術的な処置のように、覆布を使って患者さんの視線を遮るような場合に撮影することが多くなります。どんなケースでも許可をもらうことは不可欠ですが、とくに撮影を行っていることが患者さんにわかるような場合は、事前にきちんとした説明のうえ、同意を得ておかなければトラブルを招くことにつながりますので、注意が必要です。

不潔域アシスタントが手で持って撮影する方法

　術野から離れた人が隙間から手を伸ばして行う方法が、もっとも簡易的な撮影法です（図8）。しかし、手術が長時間になると、最近の小型化されたカメラでも疲労によるブレが記録として残ります。また、撮影者による清潔域の汚染にもつながる可能性があります。ただし、短時間であれば急な撮影要求にもこたえられ、ファインダーをのぞかなくても本体の液晶画面を回転させれば術野直上からの撮影ができるため、非常に有効です。

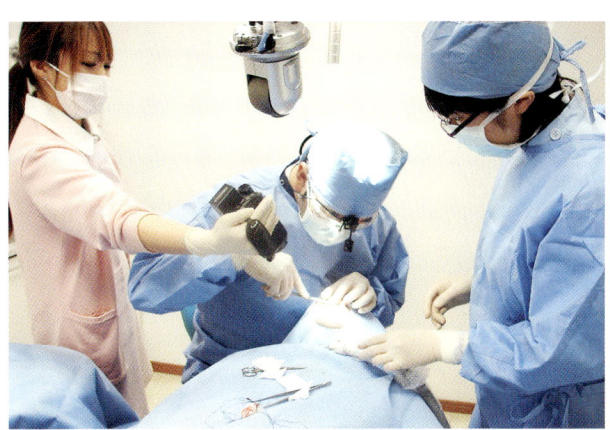

図8　術野から離れた人が隙間から手を伸ばして撮影を行っている風景。

一脚・三脚を用いる方法

　現在では、ビデオカメラに手ブレ補正の機能が装備されているものが増えていますが、これは上下左右の直線的ブレに対応するもので、一定の位置に手で保持したカメラの回転方向のブレには対応できません。その対策として、脚立に登った撮影者が一脚や三脚を用いて撮影する方法を行います（図9）。こうすることでブレは減りますが、術野との距離を伸ばさなければならず、さらに術野直上での撮影は困難ですので、撮影条件が選ばれます。腸骨や膝からの骨採取の撮影には向いていますが、口腔内の撮影では術野をとらえづらいという欠点のほうが大きいため、お勧めできません。術野が撮影できる角度にあってもビデオカメラの光学ズームの範囲では拡大が追いつかない場合、各カメラに合ったテレコンバージョンレンズのオプションを用いることで解決できる場合もあります。

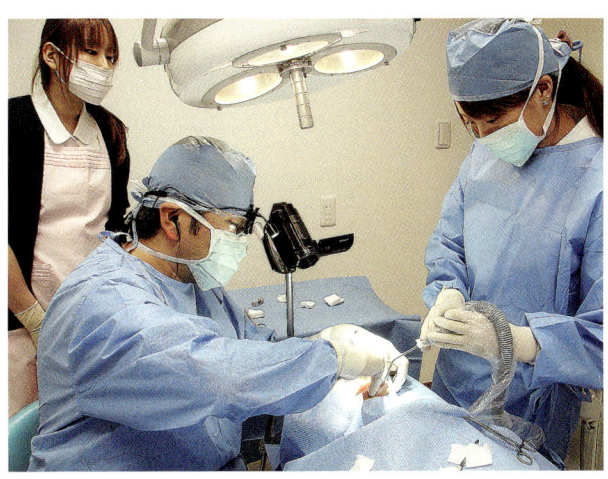

図9　三脚を用いた手術撮影風景。

清潔域アシスタントが手で持って撮影する方法

前述の2つの撮影方法にある欠点を解消する方法で、筆者が行っている方法を紹介します。それは、ビデオカメラに限らず、デジタルスチルカメラでもオプションとして数多く設定されている水中撮影用防水ケース（図10）を用いた撮影です。水中撮影用防水ケースを滅菌した後、ケースにカメラを内蔵することで滅菌ガウンを着用した者が撮影者となることができる方法です。この方法は、清潔域を汚染することなく術野にカメラを接近させられるだけでなく、肘を固定して安定した映像が得られるため、長時間の撮影にも有効であり、筆者はこの方法を多く用いています（図11）。水中撮影用防水ケースは熱に弱い材質でできているため、オートクレーブやケミクレーブでの滅菌は不可能で、熱変形が起きない範囲で滅菌可能なガス滅菌を行います。ただし、ガス滅菌ができる施設となると大型医療機関に限られますので、個人医院などでは外注による滅菌が必要になる可能性を考えると決して容易な方法とはいえません。しかし、ホームビデオカメラを用いた撮影方法ではもっとも良好な映像が得られると考えています（図12）。水中撮影用防水ケースも比較的安価で2万円前後で購入可能なものがほとんどです。

※水中撮影用防水ケースは医療機器としての承認は受けていませんので、歯科医師の責任において十分注意して取り扱う必要があります。

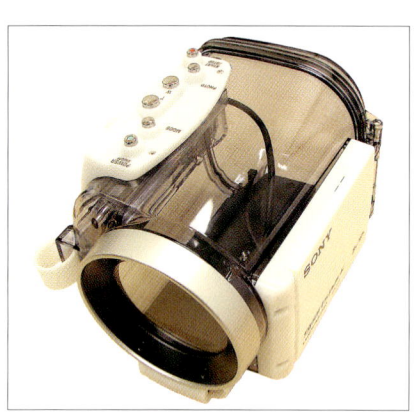
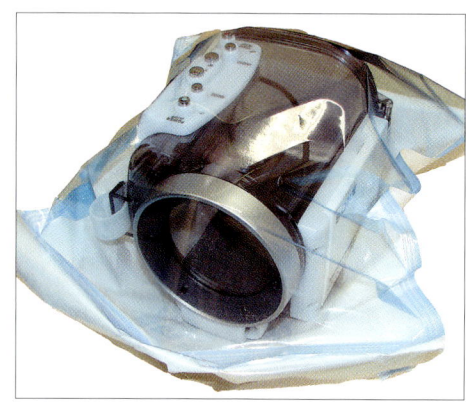

図10 ソニー社製スポーツパック SPK-HCE
図11 滅菌バックに入れてガス滅菌を行う。

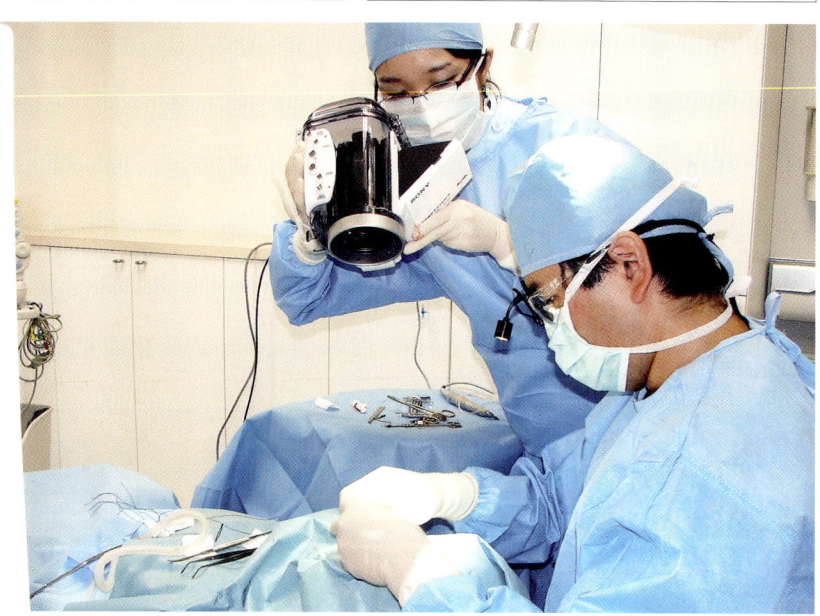

図12 水中撮影用防水ケースを用いた手術撮影風景。

良好な画像を得るための注意事項

　一脚や三脚を用いても、用いなくても、いずれの方法でも以下の注意事項を守ることで、より良好な映像が確保されます。

●三脚を使わない場合は、手ブレ防止のために、ビデオカメラを両手で持って撮影します（図13）。口腔内を写すために術野上に位置させるには腕をピンと伸ばさなければなりませんが、その場合もできるだけ両手で行います。右手で本体の保持とスイッチ操作を行い、左手で開いた液晶画面を固定します。つねに画面は見えるようにし、できれば画面の上が上顎側になるように撮影します。手術スタッフが多く、両手でビデオカメラを保持することが難しい場合は、左手をピンと伸ばした右手の肘を押さえて固定することになります（図14）。いずれにしても、無影灯とスタッフの邪魔にならないように撮影します。

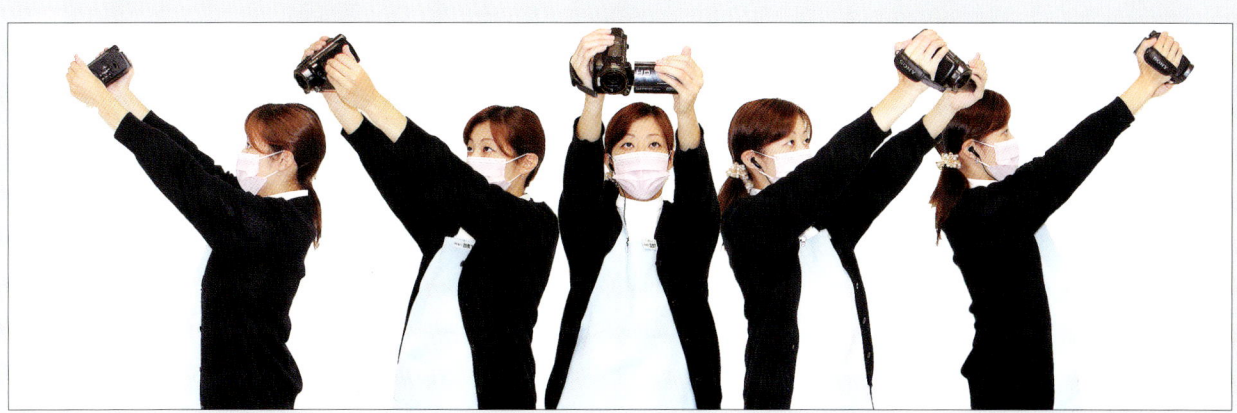
図13　両手持ちでの撮影方法。

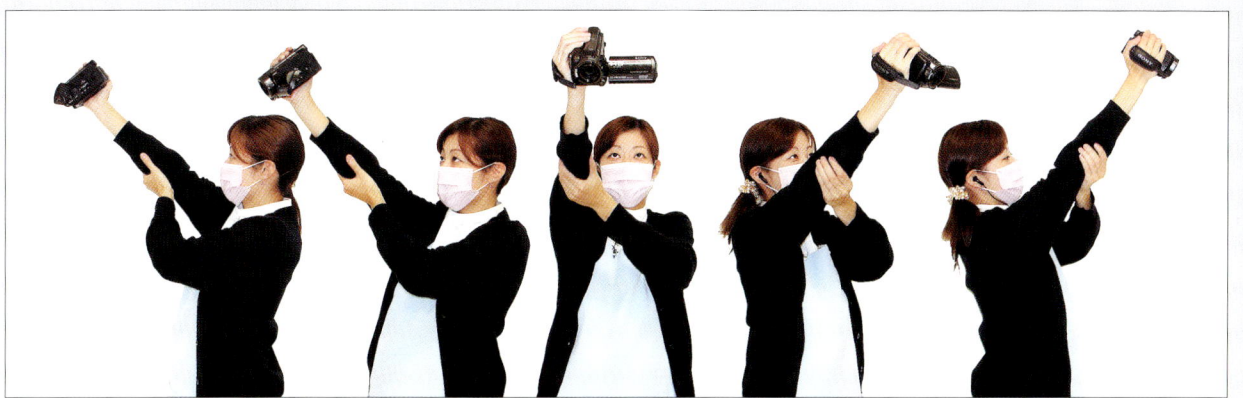
図14　片手持ちでの撮影方法。

●ビデオカメラの移動とズーム操作は、できるだけゆっくりと行い、その頻度もできるだけ少なくします。早い操作は映像が乱れるばかりでなく、ピントのズレを招き、安心して見られる映像が得られません。

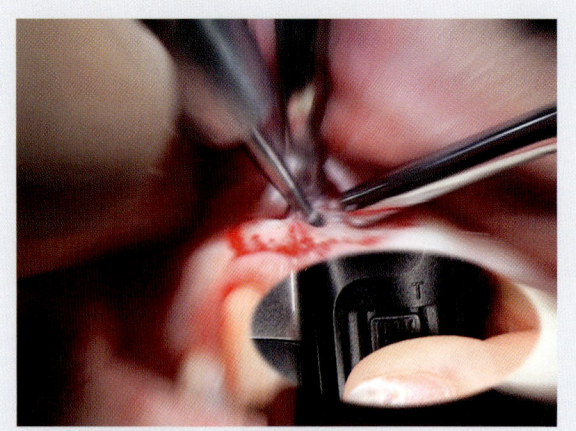

●目的に合わせた撮影視野が必要となります。術野だけを写せばよいのか、使用する器具を含めてさまざまなものを写す必要があるのかの違いで、ズーム操作の度合いも変わってきます。必要なものが映るように気をつかう必要があります。

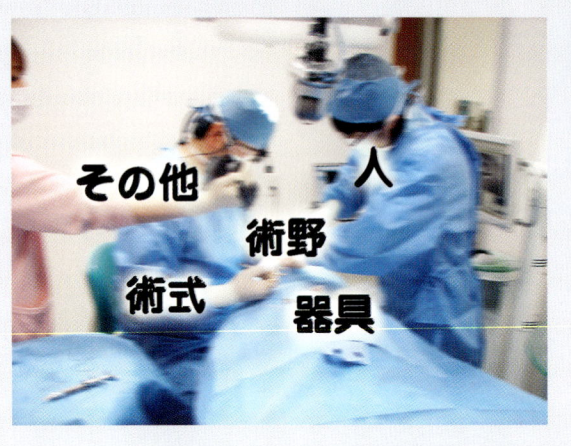

●編集作業をすることが前提であればなおさらですが、各シーンはできるだけ長めに撮影します。5～10秒程度のカットをいくつも撮影したビデオをよく見かけますが、基本的には写しっぱなしのほうが、より編集しやすいものとなります。

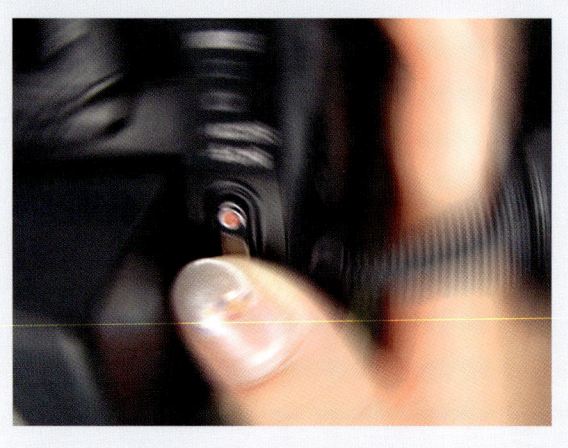

5 ホームビデオカメラによる撮影の実際

アイム歯科クリニックで行っている手術記録の実際を見てみましょう。

1 水中撮影用防水ケース使用時のカメラの準備

インプラント治療など、大きな外科処置をともなうような手術では感染対策が不可欠ですが、このような場合は、前述の滅菌した水中撮影用防水ケースを用いた撮影をお勧めします。この場合、ビデオカメラの準備は"不潔域スタッフ"が行い、撮影は"清潔域スタッフ"が担当します。

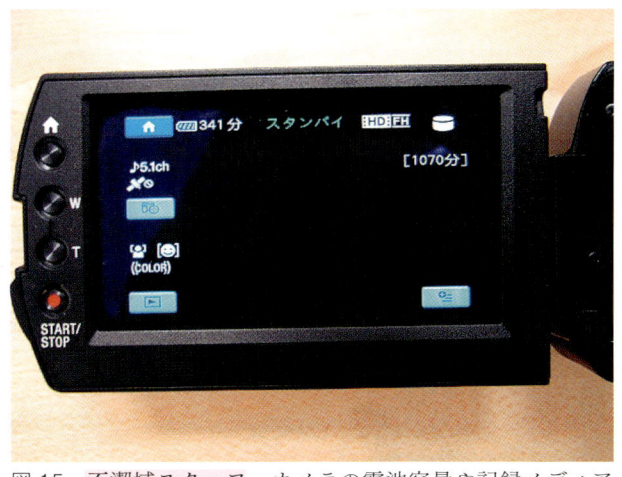

図15 不潔域スタッフ　カメラの電池容量や記録メディアの空き容量が十分か確認する。長時間の記録が必要な場合は大容量のバッテリーが必要。

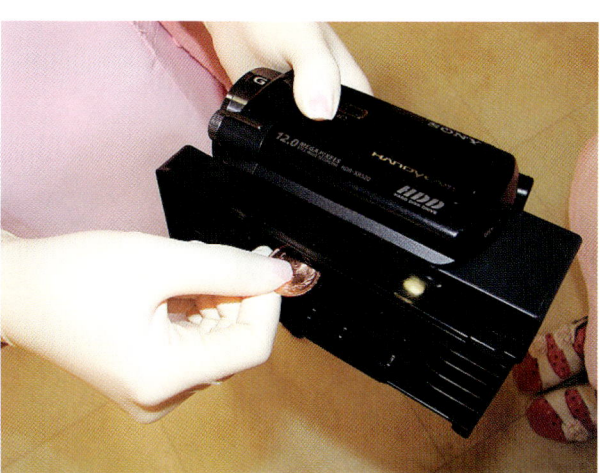

図16 不潔域スタッフ　カメラ本体に水中撮影用防水ケースのマウントを取り付ける。

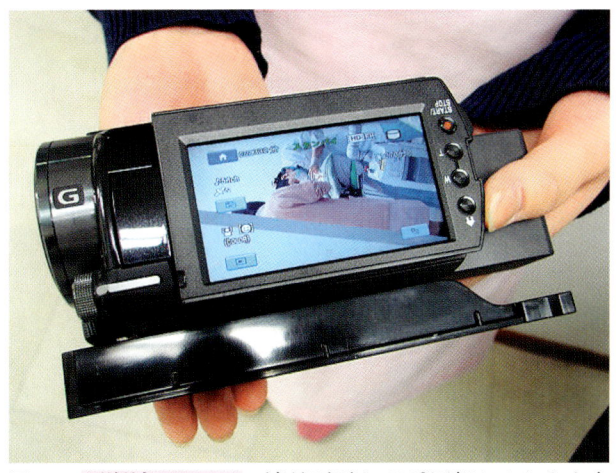

図17 不潔域スタッフ　液晶画面を180°回転させたまま本体に収める。

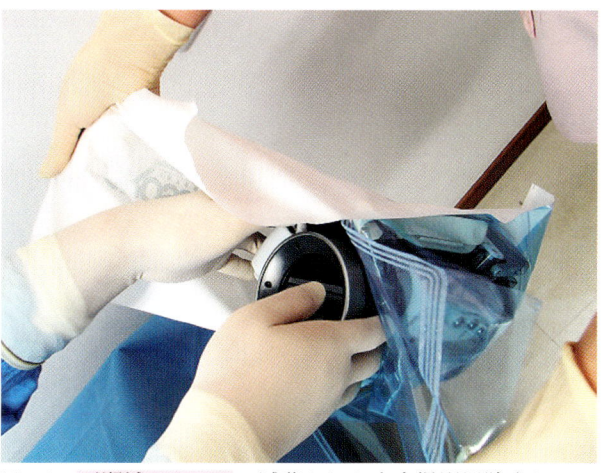

図18 不潔域スタッフ　滅菌された水中撮影用防水ケースを清潔域スタッフに渡す。

21

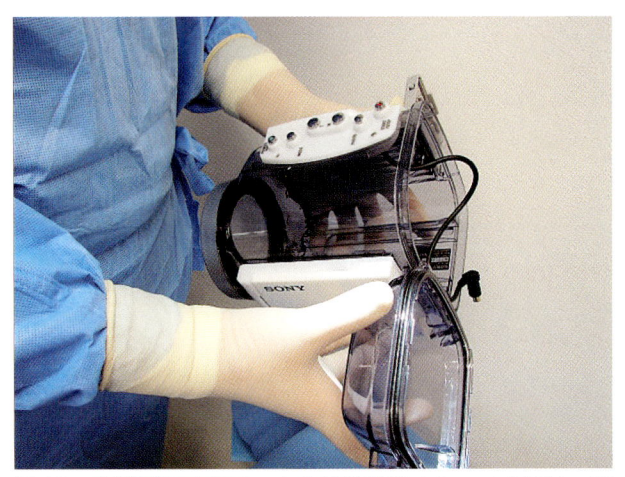

図19　清潔域スタッフ　水中撮影用防水ケースを開け、不潔域スタッフ側に向けて保持する。

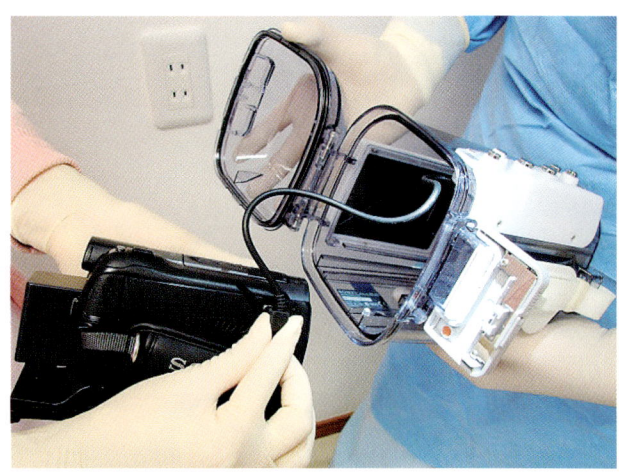

図20　不潔域スタッフ　水中撮影用防水ケースのリモートケーブルをカメラ側面の端子に接続する。

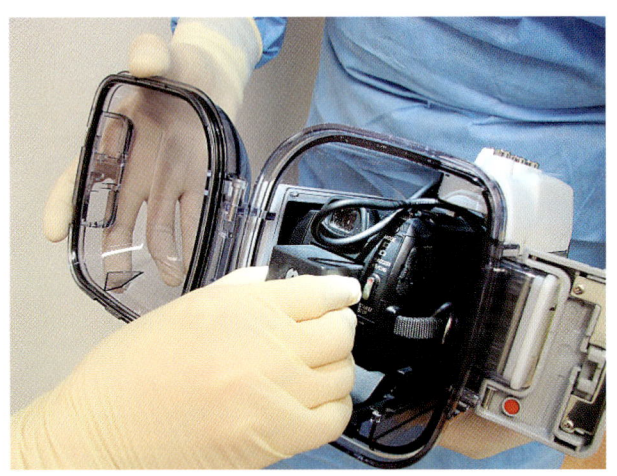

図21　不潔域スタッフ　水中撮影用防水ケースの外側に触れないよう慎重にマウントをレールに沿って挿入し固定する。

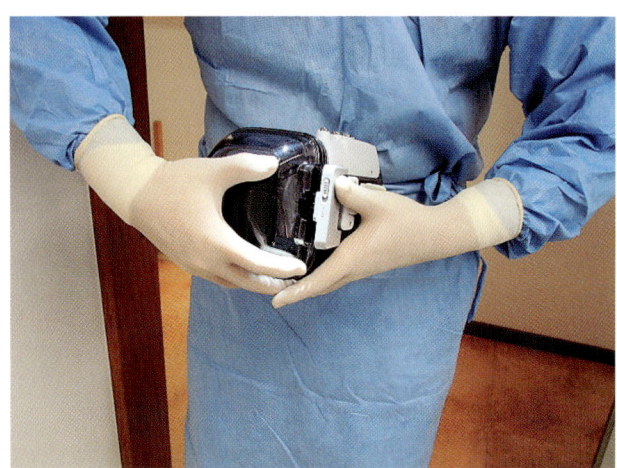

図22　清潔域スタッフ　水中撮影用防水ケースのふたを閉め、動作確認をする。これで準備完了。

2 手術撮影の実際

では、次に外来小手術のなかでも比較的経験することのある嚢胞摘出術のケースで、実際の撮影の様子を紹介しましょう。

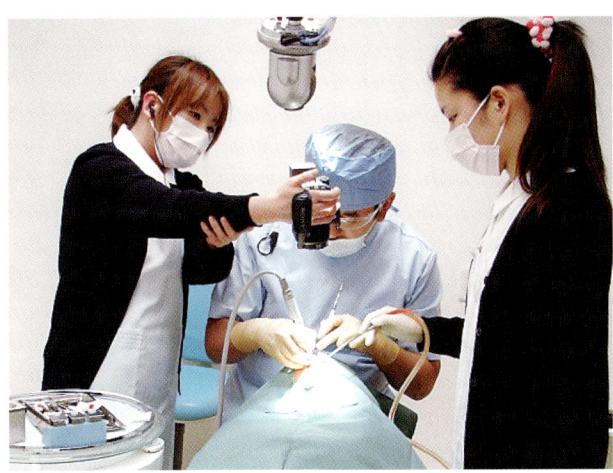

図23 術者数は少ないため、撮影者はできるだけ術者に近寄って、術者の目線の近くにカメラを保持する。このとき、無影灯や視線の邪魔にならない位置を探す。

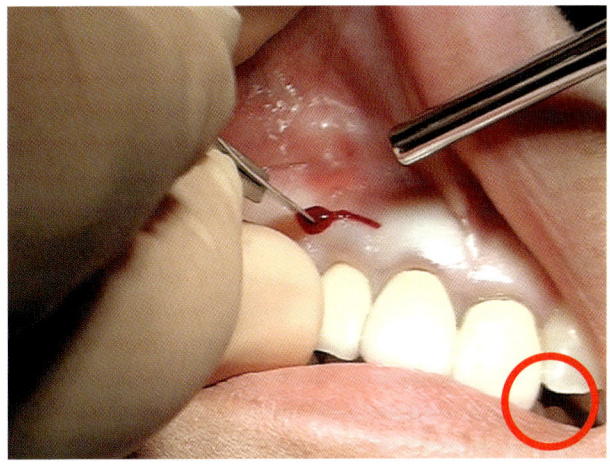

図24 術野が中心に来るようにカメラを固定する。

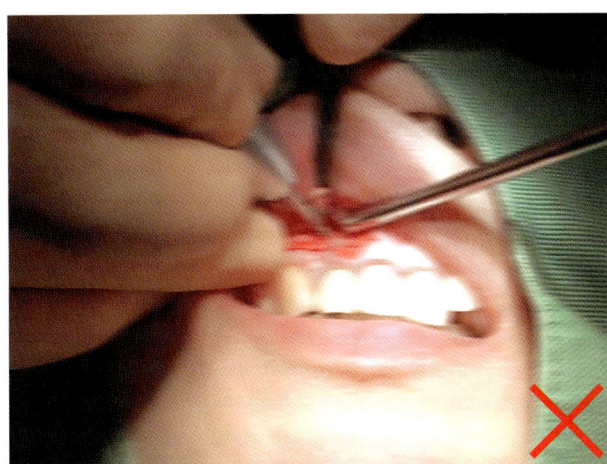

図25 ブレてしまったり、撮影範囲が広かったりすると肝心な部位が見づらくなる。手ブレが少なくなるように、可能な限りしっかりと両手でカメラを保持してズームの調整を行う。

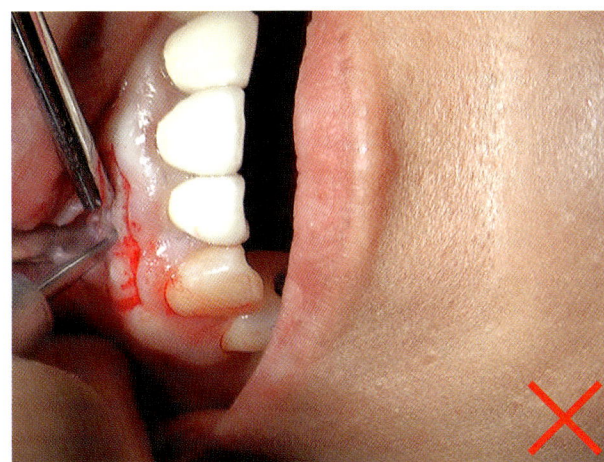

図26 術野が画面の中心から外れていたり、角度が斜めであったりすると大変見づらくなる。カメラの向きは咬合平面に水平となるようにし、術野が中心に来るようにする。

第2章
その他の動画データの作成方法

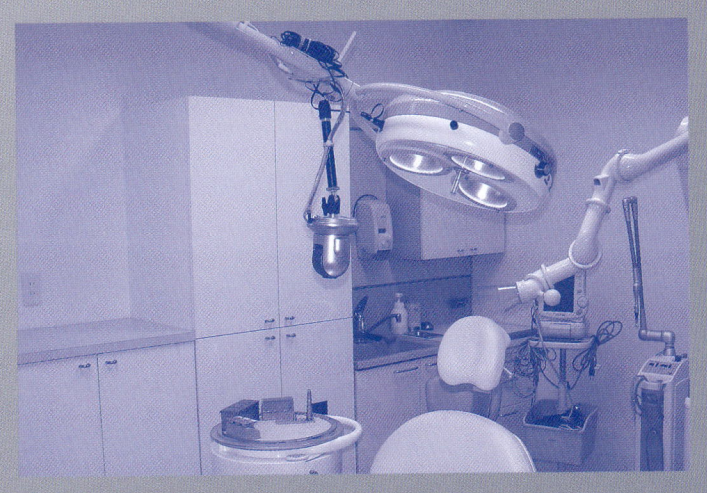

1 映像機器をつなぐことからはじまる無限の世界 ―機器の接続に必要な基礎知識―

　映像機器やその接続方法には、さまざまなものがあります。まずは、歯科医療の現場や編集時に使用する機器の端子について説明します。

●フォーンプラグ（アナログ、音声：モノラル・ステレオ、 録音・録画可能）

フォーンプラグは主に音声の通信に使われます。図のミニタイプが使われることが多く、モノラル用とステレオ用の2タイプが主となります。モノラルは、編集作業におけるナレーション録音用マイクなどに用いられます。ステレオタイプは、小型音楽機器などに用いられているほか、パソコンのイヤホンの接続にも使われます。

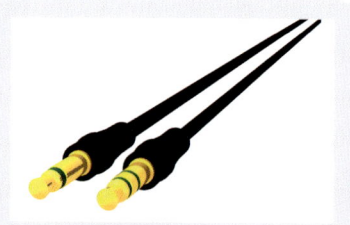

●RCA端子（アナログ、音声：モノラル・ステレオ、映像：SD、録音・録画可能）

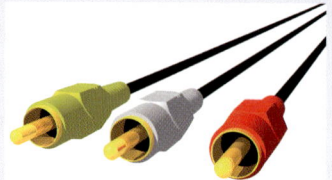

RCA端子は、家庭用映像機器や医療用映像機器などに幅広く使用されている端子です。画質はSDとなりますが、さまざまな機器をつなげた構成が可能となります。また、映像が黄色、左音声が白、右音声が赤など、用途により色分けされているため、接続の間違いを起こしにくくなっています。医療機器の映像出力もこの端子を用いるものが多いといえます。映像用のRCA端子はコンポジットともよばれます。

●S端子（アナログ、映像：SD、録画可能）

RCA端子に映像信号を伝える（コンポジット）よりも、さらに高画質に伝えるための映像専用端子です。もし接続機器同士がRCA端子とS端子の両方の入出力があるならば、S端子を優先して使用します。ただし、端子のピンが細く乱雑な扱いは破損を招きます。映像専用のため、音声は別にRCA端子などを用いて接続する必要があります。

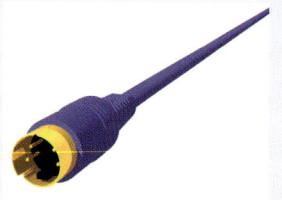

●D端子（アナログ、映像：SD・HD、録画不可能）

D端子も映像信号専用のものですが、HDに対応しています。映像を見るだけならば、前述の端子と比較して高画質ですが、D端子からの映像を録画することは通常の映像機器ではできません。S端子と同様に映像専用のため、音声は別にRCA端子などを用いて接続する必要があります。ただし、端子のピンが細く乱雑な扱いは破損を招きます。

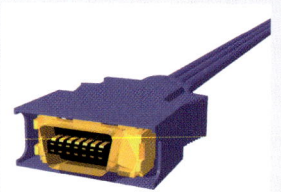

●HDMI端子（デジタル、映像：SD・HD、音声：マルチ、録音・録画不可能）

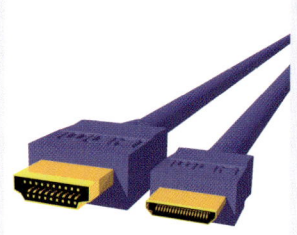

HDMI端子は、映像や音声のみならず、その他接続機器の制御信号など、さまざまなデータを1本のケーブルで伝えるものです。そのため、ケーブルの接続本数も減り、扱いが容易になっています。また、さまざまな操作を自動化する機能も充実してきています（例：DVDをプレーヤーに挿入→テレビの電源ON→アンプ設定切り替え→再生開始）。FullHDにも対応し、間違いなく今後のスタンダードとなることが予測されますが、あくまでも再生時のものであり、録画を考えた場合は別の端子を用います。図の左側がType-Aでもっとも多く使われており、右側のType-Cはビデオカメラなどの小型機器に用いられます。したがって、それぞれに対応したケーブルが必要となります。

● RJ-45 端子 (各種データ)

　いわゆる LAN ケーブルに用いられる端子で、主にパソコンで使われますが、最近ではテレビやオーディオにも装備されています。建物内のパソコン同士のデータ転送はもちろん、インターネットへの共用接続、共有映像のテレビなどでの視聴など、さまざまな機器を複数接続するためのものです。電話通信用のものと似ていますが、サイズはこちらのほうが大きくなります。

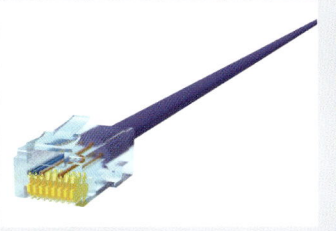

● USB 端子 (各種データ)

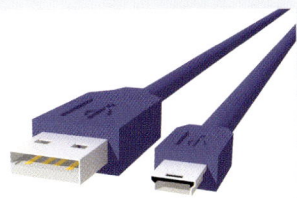

　データ転送に用いる端子で、パソコンやブルーレイプレーヤーなどをホストとして、カメラやビデオ、ハードディスクなどを接続します。FullHD のビデオカメラ映像は USB 端子での接続となります。図の左側が A プラグで大型の機器に用いられ、右側の mini-b プラグがカメラなどの小型機器に用いられます。ほかに、左図にはありませんが、スキャナやプリンタでは四角い B プラグも用いられますので、それぞれに対応したケーブルが必要となります。

● IEEE1394 端子 (各種データ)

　IEEE1394 と表記する以外に、DV や i-LINK、FireWire、mLAN などともよばれます。miniDV などのデジタルテープカメラの接続時には、パソコンから録画、再生、取り込み操作ができ、編集作業を容易にしました。ほかにもスキャナなどからの高速データ転送に用いられています。右図の左側の 6pin プラグと、右側の 4pin プラグが存在し、デスクトップパソコンには 6pin が、ラップトップパソコンやカメラには 4pin が多く用いられます。

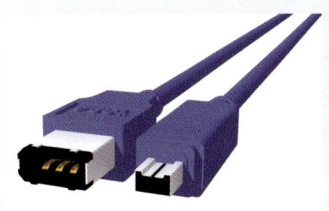

● その他

　そのほかにも図のようなアンテナ用の端子や、各社独自規格の端子なども存在するため、使用機器の仕様をよく確認する必要があります。"つないで得られる徳があるならつなぐべき"もの と考えましょう。

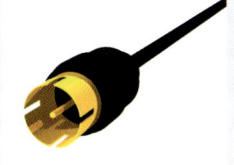

27

2　口腔内カメラを用いた撮影

　口腔内カメラ（図1）は、主に口腔内にもっとも近接した静止画を撮影する目的で使用され、同じ静止画を撮影するスチルカメラとの大きな違いは、近接撮影ができることにあります。大きな口腔内ミラーや口角鉤を必要としないため、患者さんの負担もありません。また、撮影者もタービンヘッドを扱うのと同じように使用することができますので、治療中に何回撮影を行っても苦労はありません。ただ、統一された規格写真の撮影は困難であり、解像度もスチルカメラに及びません。口腔内カメラの特長として、光源に白色や紫色のLEDを使用することで、通常撮影のみならず、プラークやう蝕の色調を変えて説明を容易にする独自の機能が備わっている機種が数多くあります（図2）。したがって、患者さんの口腔内状況の記録や説明用資料の取得に、もっとも適したアイテムといえます。

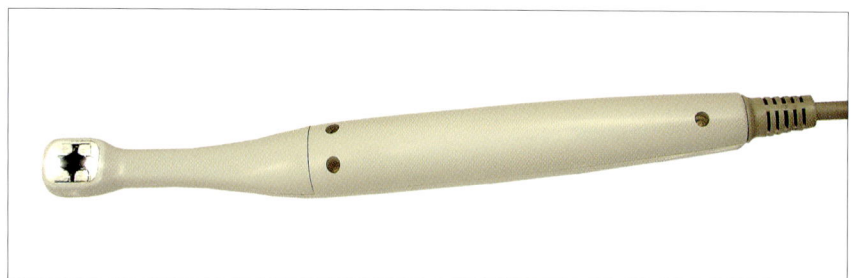

図1　ジーシー社製口腔内カメラ G-カム

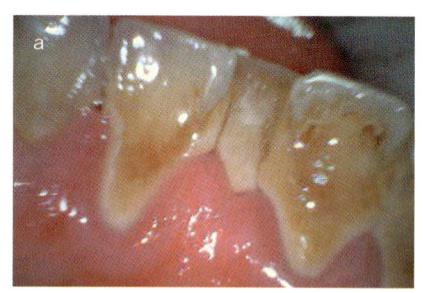 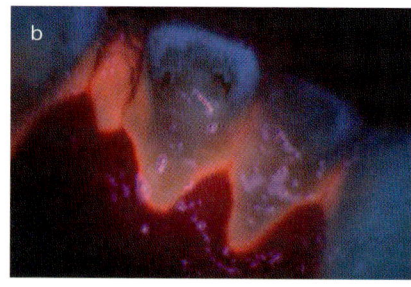

図2 a , b　口腔内カメラによる撮影。a：白色LED光源。b：紫色LED光源。プラークや歯石を強調する。

　口腔内カメラを用いた動画の撮影と記録方法

　撮影方法は簡単で、小さなカメラヘッドを撮影したい部位に近づけて静止画を得るだけです。しかし、以下のようないくつかの注意が必要となります。
- 口腔内に挿入するため、清潔である必要がありますが、滅菌には対応していないため、センサーカバーの装着が必要です。
- 撮影用ソフトウェアを準備し、撮影モードに入ります。この際、カメラが極端に冷えている場合や、口呼吸の患者さんではレンズが曇りますので、鼻呼吸を指示するか、吸気時のタイミングで撮影することになります。3ウェイシリンジでわずかにエアをかけることも有効ですが、人手を必要とします。
- 撮影方法は、本体の撮影ボタンやフットペダルを使ったものが多く、機種によって異なりますが、本体に設置されたボタンで撮影する場合、映像がブレやすくお勧めできません。筆者はフットペダルかアシスタントによるマウス操作での撮影を行っています。

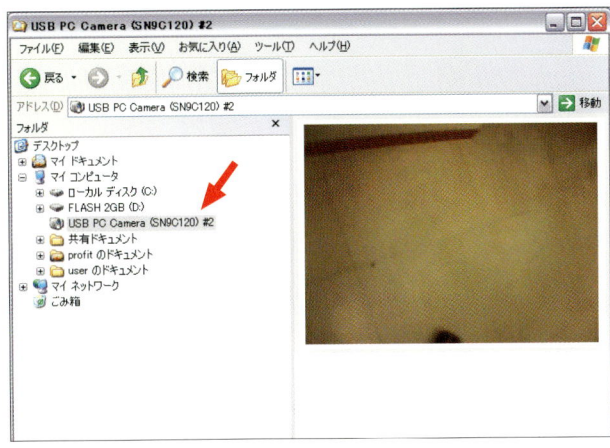

図3 まず手持ちの口腔内カメラが Windows ムービーメーカーで使用可能か確認する。マイコンピュータを開いて「USB PC Camera…」の表示があり、そこを選択してクリックする。右のウィンドウにカメラの撮影画像が表示されれば使用可能。

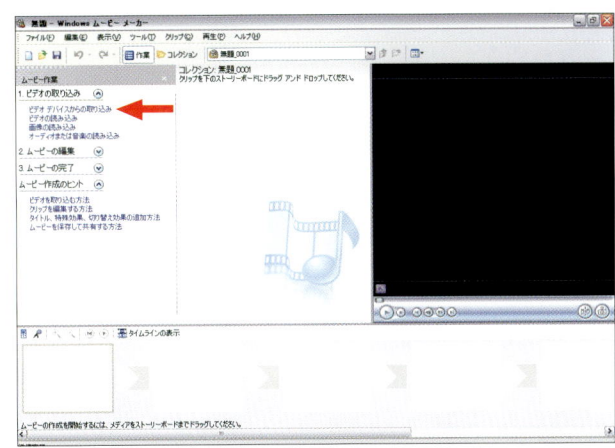

図4 左下のスタートボタンからムービーメーカーを選択し、ソフトウェアを起動する。左側にあるムービー作業のメニュー一覧から「ビデオ デバイスからの取り込み」を選択する。

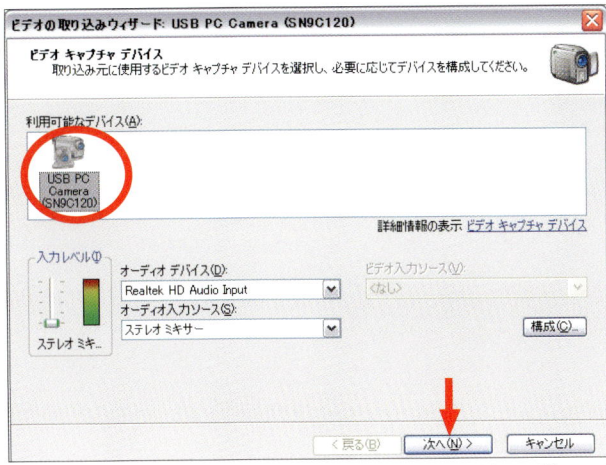

図5 このウィンドウ画面が表示されたら、利用可能なデバイスにカメラのアイコンが表示されていることを確認して、「次へ(N)＞」のボタンをクリックする。

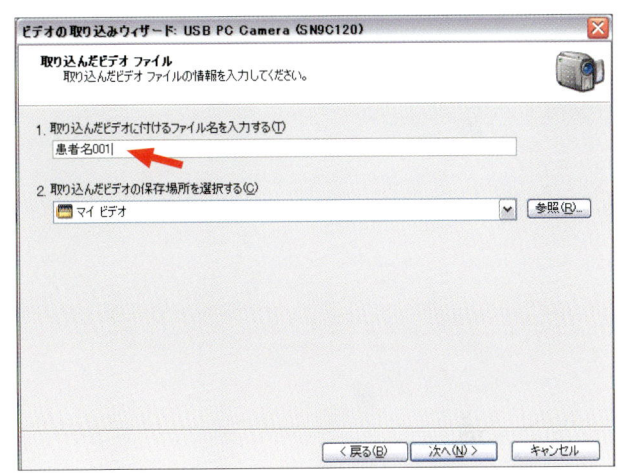

図6 「1.取り込んだビデオに付けるファイル名を入力する(T)」の項目に任意のファイル名を入力する。患者番号や日付、患者名などを組み合わせて管理しやすい名称で入力することをお勧めする。

　口腔内カメラは、付属するソフトウェアの性能からも静止画を得ることを主として販売されていますが、使い方によっては動画を撮影できるため、活用の幅を広げられます。口腔内カメラの映像出力がRCA端子の場合は、そのままビデオデッキやハードディスクレコーダーに接続することができます。USB端子でパソコンに接続している場合は、カメラのデバイスドライバの仕様により、デジタル画像のまま動画撮影ができる可能性があります。RCA端子でパソコンにビデオキャプチャカードで接続している場合も、同様の可能性があります。

　口腔内カメラで動画を撮影することで、前述した歯の動揺やポケットデプスの確認をわかりやすく説明することができます。

　ここでは、多くの歯科医院でチェアサイドPCとして今でも使用されていると思われるWindows XP SP2に標準搭載されたWindowsムービーメーカー(Ver2.1)を使用した方法を説明します(図3～9)。

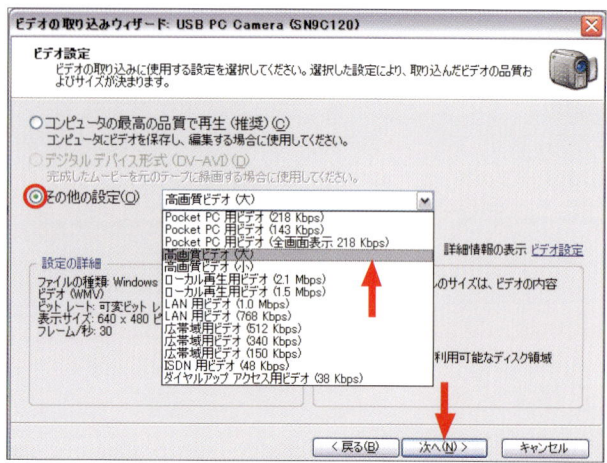

図7 ただ単にその場で患者さんに見てもらうだけであれば、上の「コンピュータの最高の品質で再生 (推奨) (C)」にチェックされたままでかまわない。配布や編集が目的であれば「その他の設定 (O)」をチェックし、「高画質ビデオ (大)」を選択して、「次へ (N) >」のボタンをクリックする。

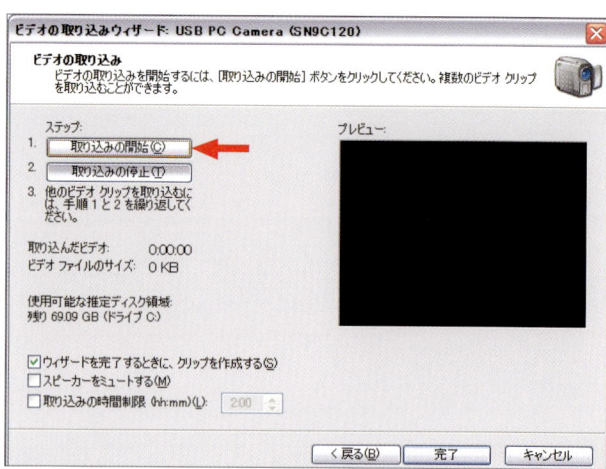

図8 準備ができたら「取り込みの開始 (C)」のボタンをクリックする。これで録画が開始される。音声も同時に録音する場合は、パソコンにマイクの接続が必要となるが、通常は必要ない。「取り込みの停止 (T)」のボタンをクリックすると録画は停止される。繰り返し撮影する場合は、再度「取り込みの開始 (C)」のボタンをクリックする。撮影が終わったら「完了」のボタンをクリックする。

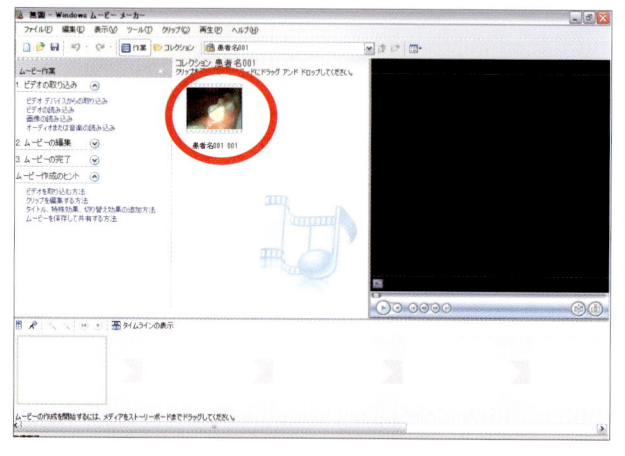

図9 患者さんに見せる場合は、中央の列のスペースに録画されたデータのアイコンがあるので、ダブルクリックをすると再生が始まる。また、データはマイビデオフォルダ内に蓄積するので、Windows Media Player からも再生が可能。

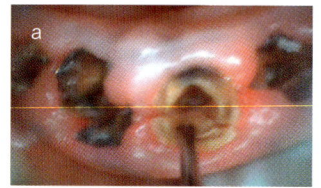
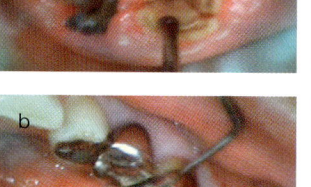
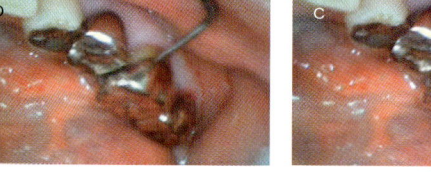

図10 a - c 歯根破折の動画撮影。動揺と破折線の説明に有効。

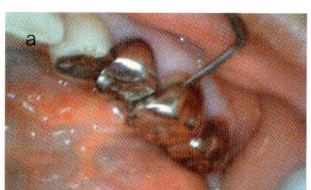
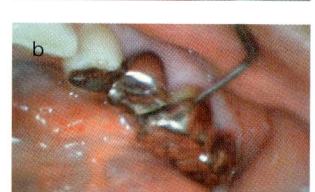
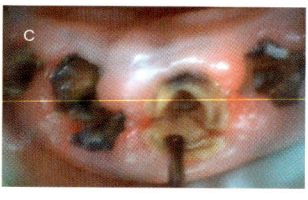
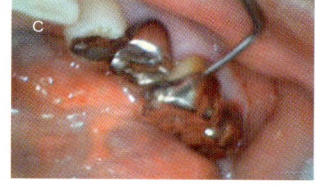

図11 a - c 歯の動揺を動画撮影。

　このように録画には手順が多く、アシスタントの介助が必要となります。歯科医師は口腔粘膜を牽引しながらプロービングや動揺度の確認をし (図10、11)、アシスタントは画面を見ながらカメラの向きの調整とマウスのクリックを行うと撮影できます。しかし、練習は必要ですので、撮影前に歯科医師、アシスタントともに慣れてから行うようにしましょう。

3 ヘッドマウントカメラを用いた撮影

治療行為を撮影する方法として、術者が装着したヘッドマウントカメラ（図12）を用いた撮影方法があります。口腔内という狭い領域を、術者以外が明瞭に目視することは困難です。そのため、新人教育や学生用の資料を作成しても、実際の治療のニュアンスさえ伝わらないことが多いのが現実です。また、見学者に治療現場を見てもらっても、患者さんの周りをウロウロするわりには、最終的に「何も見えませんでした」といわれることも少なくありません。その点、ヘッドマウントカメラは、術者の視野に非常に近い映像が提供できますので、未経験者がイメージトレーニングするうえでは非常に有効と考えます。

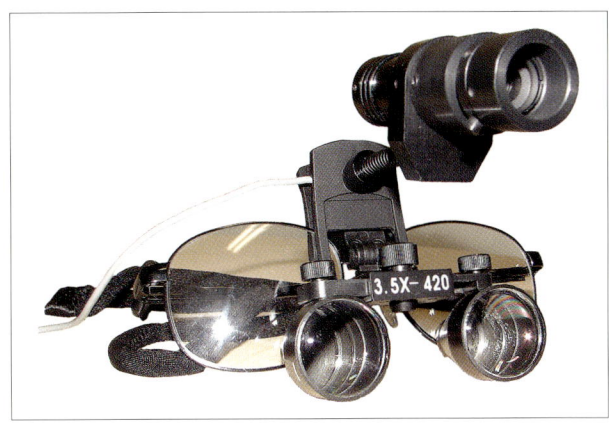

図12　マイクロテック社製 クリップオン CCD カメラ

ヘッドマウントカメラを用いた動画の撮影と活用法

支台歯形成などをリアルタイムに映像化できるため、録画して治療教育用ビデオの作成ができるだけでなく、その場でモニターに映して研修することも可能です。図12のマイクロテック社製 クリップオン CCD カメラの場合、眼鏡に直接装着できますので難しい操作は不要ですが、映像は3.5倍マイクロルーペの視野相当となるため、同時に装着しないと肉眼の視野とカメラの視野が一致しないことがあります。マイクロルーペを使用しない場合は、映像を確認しながらの処置となるため、お勧めできません。

準備は比較的容易で、マイクロルーペにカメラをクリップで固定し、次に各メーカーの指示に従い、マイクロルーペを自分に合うように調節します。モニターを見ながら、実際の視野とカメラの視野が一致するようにアームを調整し、無影灯を点灯して、白トビしないように絞りを調節するだけです（図13）。

このカメラで得た映像を、よりリアルに感じる方法を紹介します。録画済みあるいはリアルタイムの映像どちらでも有効ですが、ヘッドマウントディスプレイで見る方法です（図14、15）。ヘッドマウントディスプレイの視野感覚はマイクロルーペの視野感覚に近く、研修歯科医師があたかも術者になったような感覚が得られます（図16）。そのリアルさから、研修に対するモチベーションの向上や集中力の維持にもつながると思われますので、教育で困っているような先生には、とくにお勧めです。

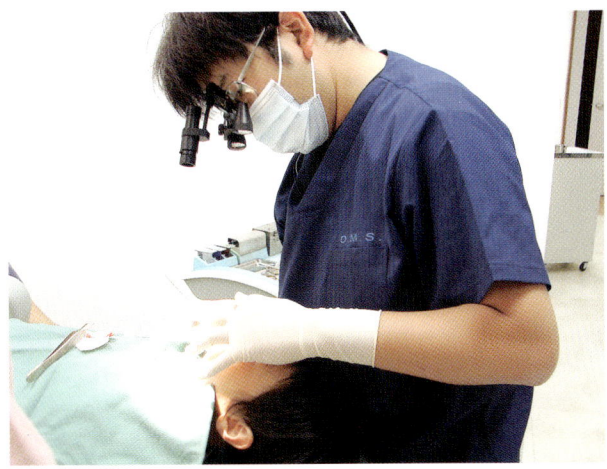

図13　ヘッドマウントカメラを用いた手術撮影風景。

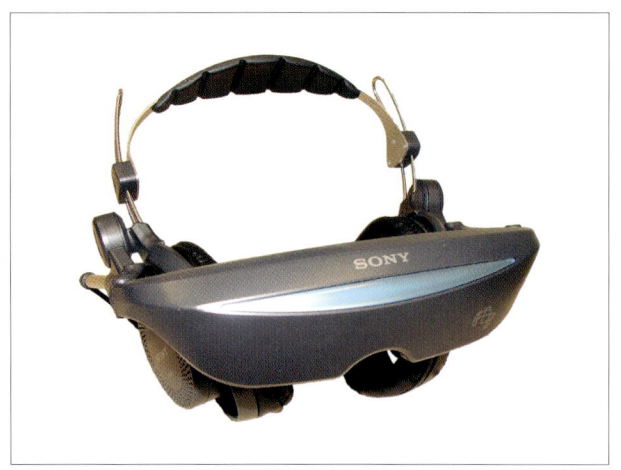

図14 ソニー社製ヘッドマウントディスプレイ PUD-J5A(生産終了品)

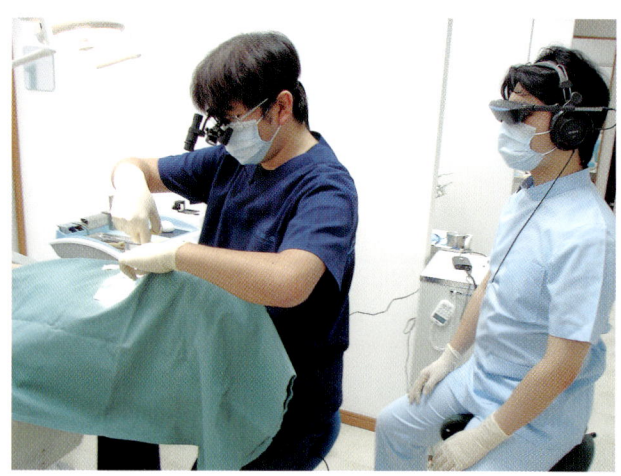

図15 ヘッドマウントカメラの映像をヘッドマウントディスプレイでリアルタイムに見る方法。あたかも自分が術者になったかのような感覚が得られる。

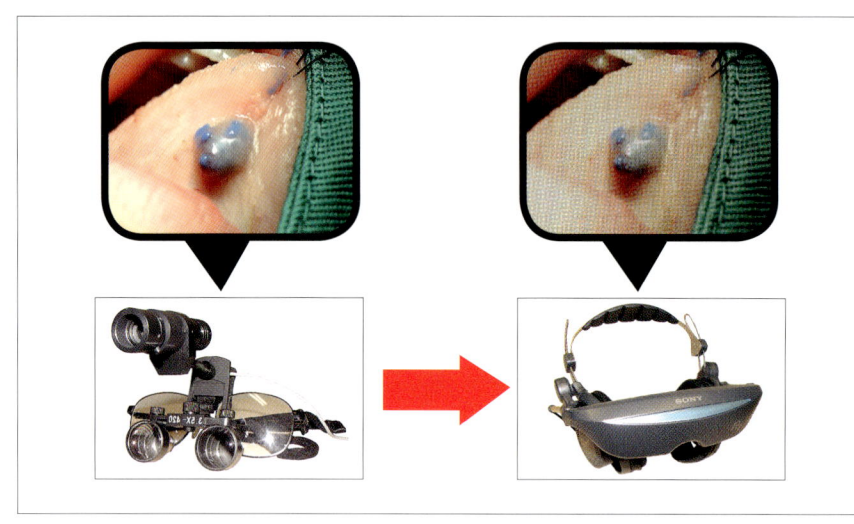

図16 ヘッドマウントディスプレイの視野感覚はマイクロルーペの視野感覚に近く、術者と同様の感覚が得られる。

　参考までに、この映像機器の組み合わせで、患者さんへの説明の有効性を確認したことがありますので紹介します。処置の質や処置方法を患者さんに確認してもらうために、術者が装着したヘッドマウントカメラの映像を患者さんが装着したヘッドマウントディスプレイに出力してスケーリングや支台歯形成をリアルタイムに見てもらったことがあります。「どのようなことを行っているのかを見て実感してほしい」と考えたうえでの行動でしたが、結果的には不評でした。多かれ少なかれ恐怖心をもって歯科治療を受ける患者さんに対して、金属色に光る器具が大写しで目の前に見えることは、恐怖心の増大に

つながるだけでなく、ヘッドマウントディスプレイが邪魔で含嗽も苦労するという有様でした。有効な処置もあるのかもしれませんが、結論としては、術前・術後の口腔内写真を確認してもらうほうが好評という結果を経験しました。

　ヘッドマウントカメラの録画は、出力がRCA端子のアナログSDとなるため、ビデオキャプチャデバイスによる録画や、通常のビデオデッキやハードディスクレコーダーのSDを使用することをお勧めします。映像の具体的な記録方法は、55頁の「旧ビデオメディアのデジタル化」の項を参照してください。

4 ネットワークカメラを用いた撮影

　手術室、とくに教育機関であれば無影灯にカメラが組み込まれていることも珍しくないと考えます（図17）。無影灯本体の中心にカメラが存在するタイプや、アームを介してカメラを吊るすタイプなど、さまざまなものが存在すると思いますが、使用経験のある歯科医師であれば、少なからず不便さを感じた経験があるのではないでしょうか。確かに得られる映像は、影が少なく、ブレもなく、機種によっては焦点と拡大率をリモートコントロールできるなど高性能です。しかし、口腔領域という狭い範囲を主に担当するわれわれ歯科医師にとっては、撮影したい部位が死角となってしまったり、体位変化によって視野から逸脱したりと、案外安定した映像を得ることは困難です。また、アーム式の場合は清潔域上で操作することとなり、体の接触や落下細菌による汚染の機会を与える可能性が増えることになります。さらに、撮影機能を有する無影灯は、かなり高額になることが多い事実もあり、個人医院の資料確保の意味合いだけでは、得られる利益を上回る出費となります。

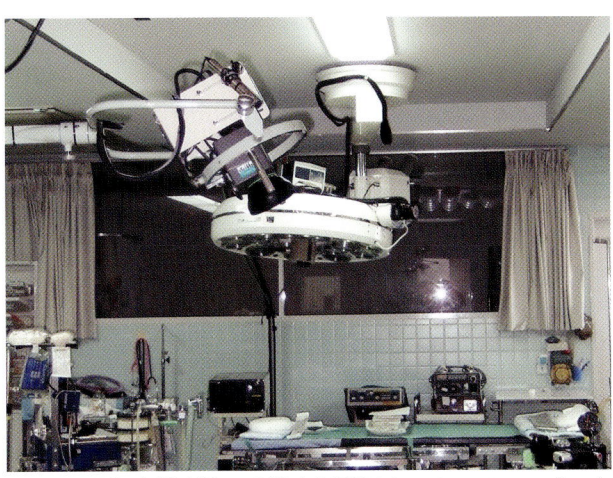

図17　明海大学病院の手術室無影灯カメラ。アーム式のものと無影灯中心部に装備されたものがある。

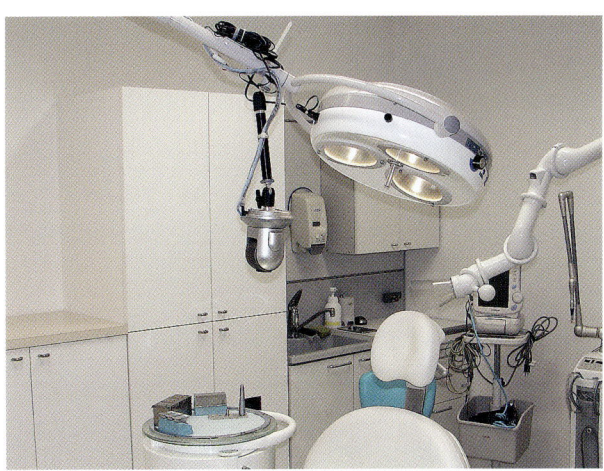

図18　アイム歯科クリニックに設置されたネットワークカメラ付き無影灯。

　筆者の施設では、個人医院でも導入を容易とし、かつ大型医療施設でも応用を可能とする動画撮影カメラ付き無影灯をメーカー（ミリオンライト社）とともに開発しました（図18）。無影灯本体は個人医院においては十分と考えられる3灯天吊式無影灯をベースとしてアーム部分にカメラ用アームをさらに追加溶接し、その先端にネットワークカメラ（図19）を接続したものです。ベースとなる無影灯には、カメラ用電源とそのスイッチを加え、重量バランスの最適化も行っています。本来の企画では無影灯の中心にカメラを設置する予定でしたが、中央にあるグリップでの焦点距離調整が犠牲になることを避けるため、このようなデザインとしました。

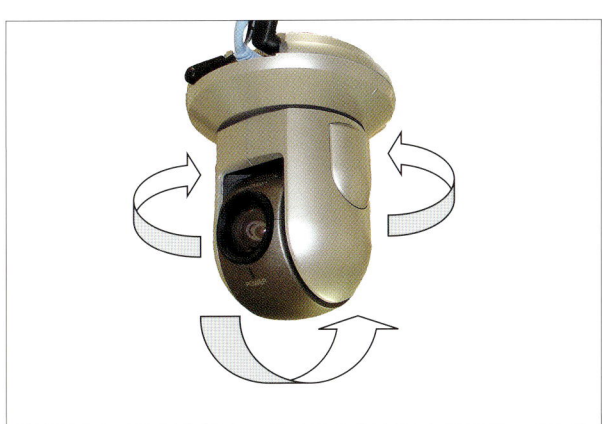

図19　パナソニック社製ネットワークカメラ BB-HCM381（生産終了品）

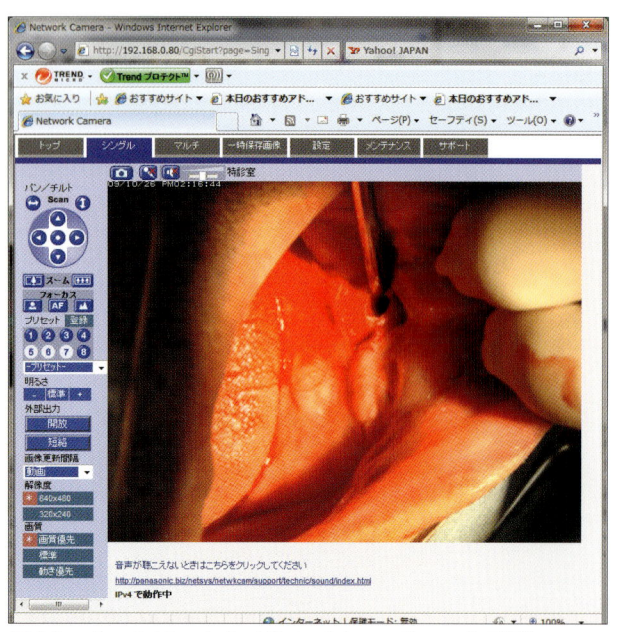

図20　ネットワークカメラのパソコンリモート画面。

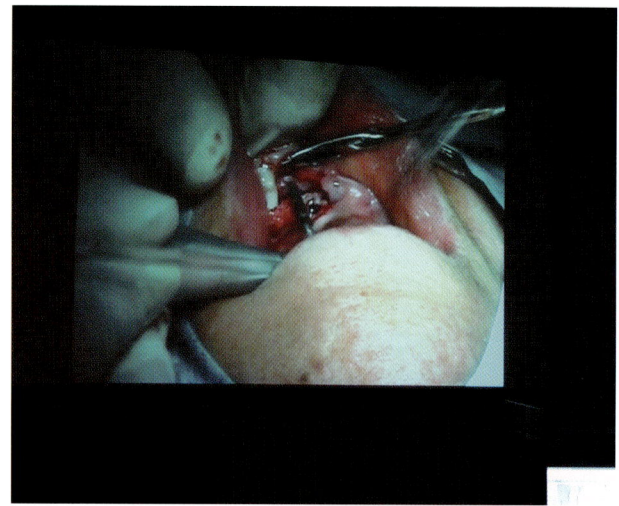

図21　アイム歯科クリニック研修室での手術ライブ映像。

表3　オリジナル無影灯による利点

・ライブオペなどの場合でも見学者と患者さんの接触がない。
・手術室と異なる部屋でコントロールでき、見学者などが見たい部分を視野にできる。
・リモートコントロールのため、清潔域の汚染がない。
・手術室の人員を減らせるため、術者が手術に集中しやすい。
・録画機器やコントロール機器を手術室以外に設置できるため、手術室が雑多にならない。
・カメラ本体は市販されており、入手が容易である。
・天井固定のため手ブレや人どおりによるブレがない。

　カメラの性能としては光学21倍(デジタルズーム併用で42倍)のズーム機能をもち、口腔領域を十分な拡大率で撮影できますが、映像出力はRCA端子となるため、SDのアナログ映像となります。従来の無影灯カメラとの違いは、LAN接続された複数のPCから同時に映像が確認できることと、首振り機能(いわゆるパン・チルト機構)などがあり、視野の方向や拡大率をパソコンからリモートコントロールできることにあります(図20)。また、同一施設内(図21)に限らず、インターネット回線を通じて遠隔地から画像をモニタリングすることも可能となっています。これらの機能により得られる利益は多く、そのいくつかを表3に示します。筆者の施設では、術者がインカムを使用しているため、別室からの指示に術者が答えることも可能としています。

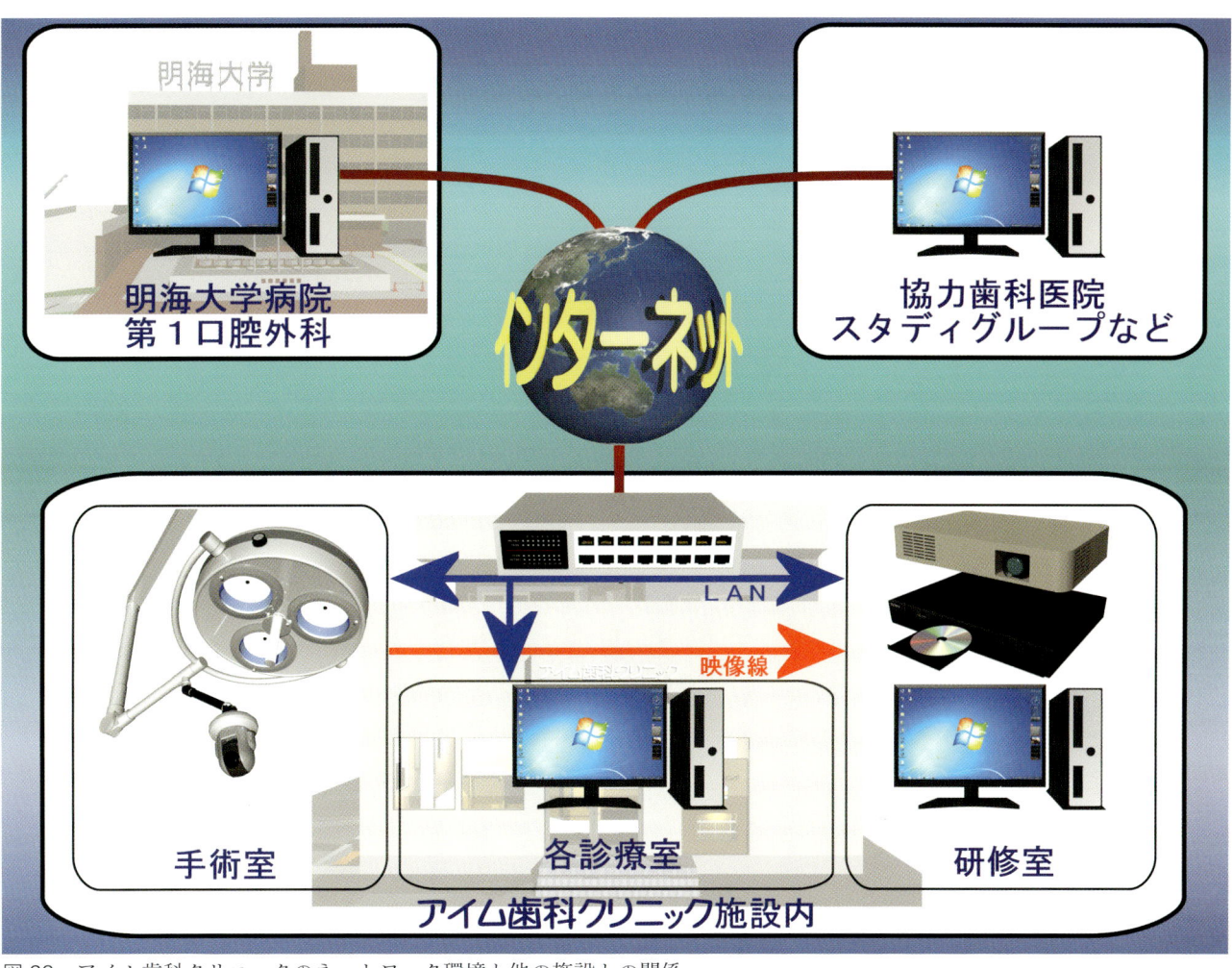

図22　アイム歯科クリニックのネットワーク環境と他の施設との関係。

　このシステムを応用すれば、他の施設からの術式指導、意見要求もリアルタイムに行うことができるほか、インターネット回線を通じて海外ともライブオペ研修を可能とするシステムに発展可能といえます。必要な配線も特別なものではないため、導入が容易であることも特徴のひとつといえます。実際に筆者の施設での設置環境を図22に示します。画像を録画する場合はRCA端子による出力のため、ハイビジョン録画は過剰であり、通常のDVD画質で十分です。現在カメラの新機種が登場しており、LANケーブルに電源機能を与えられるようになったため、ケーブル本数の減少と無影灯の軽量化に有効と考えられ、変更を加えていく予定です。また、今後の希望としては映像のデジタル出力などを含むカメラ性能の向上が挙げられますが、これは筆者の努力だけでは難しい内容といえます。

ネットワークカメラを用いた動画撮影の実際

アイム歯科クリニックでのネットワークカメラを用いた動画撮影の実際を見てみましょう（図23～33）。

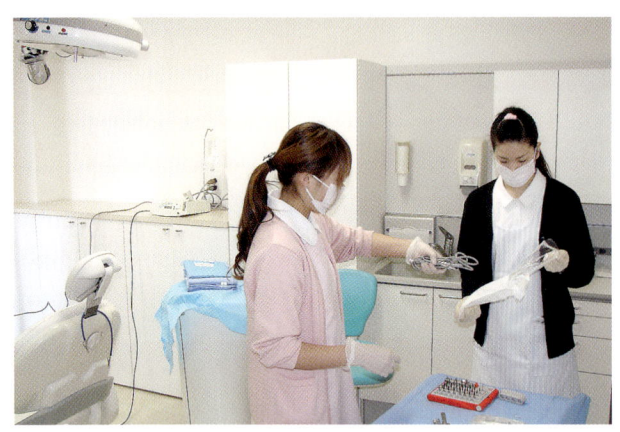

図23　手術器具を準備する。

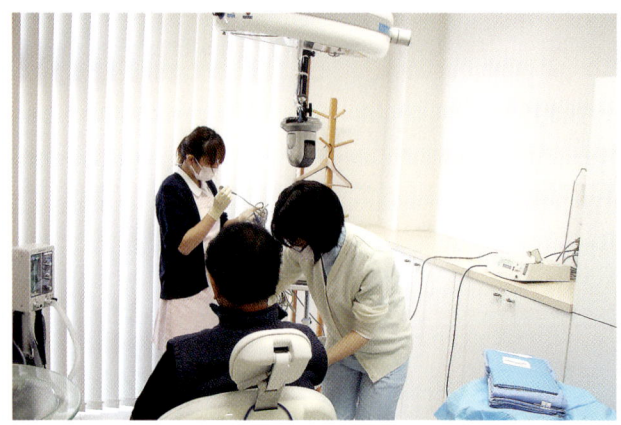

図24　患者を手術室に導入し、生体情報モニターなどの準備を行う。

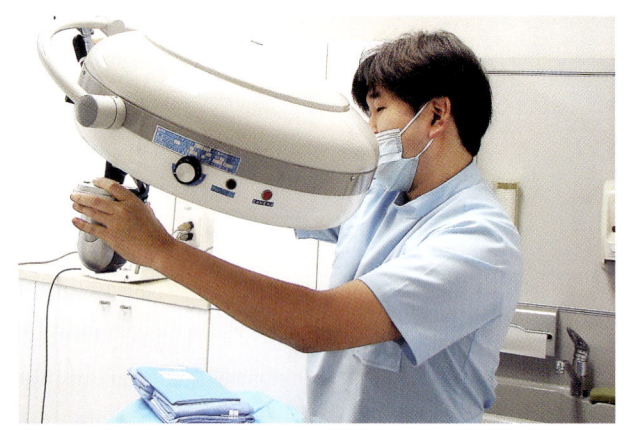

図25　ネットワークカメラの位置決めを、術野に合わせて行う。

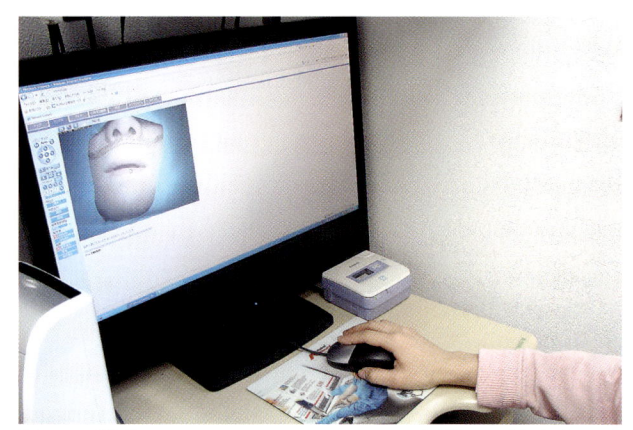

図26　別室のアシスタントがパソコンを用いて拡大率などの調整を行い、録画を開始する。

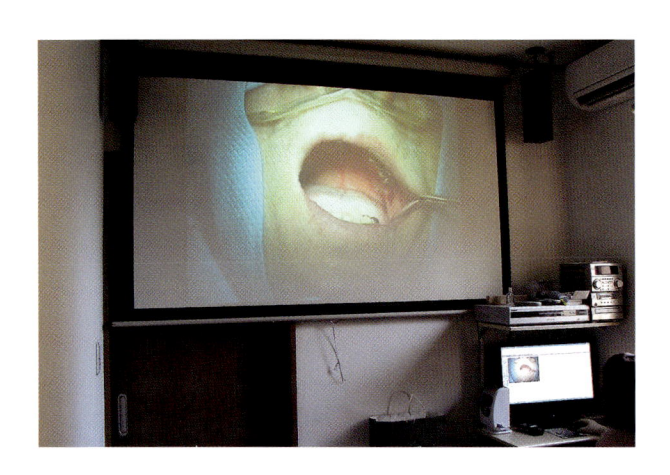

図27　アシスタントは、視聴者が見やすいように、つねにネットワークカメラを調整する。

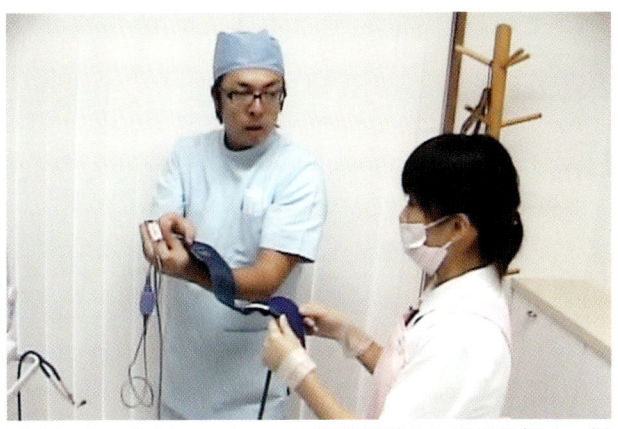

図28　ネットワークカメラで準備指導から手術記録まで撮影できる。

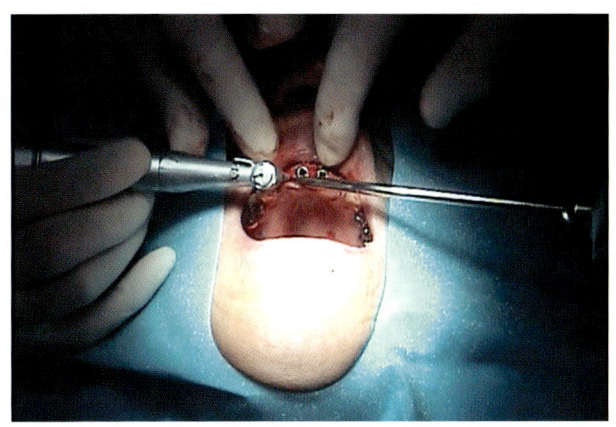

図29　使用器具まで映す場合は広範囲に撮影する。

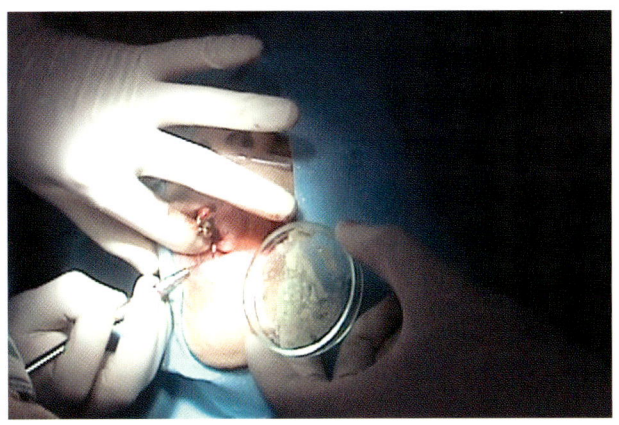

図30　移植骨なども同時に映すようにすると処置内容がわかりやすい。

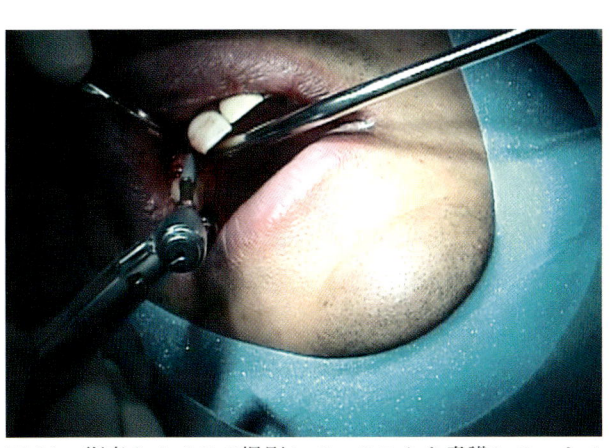

図31　術者もカメラで撮影していることを意識して、カメラの前で手を止めて器具などを見せるようにするとよい。

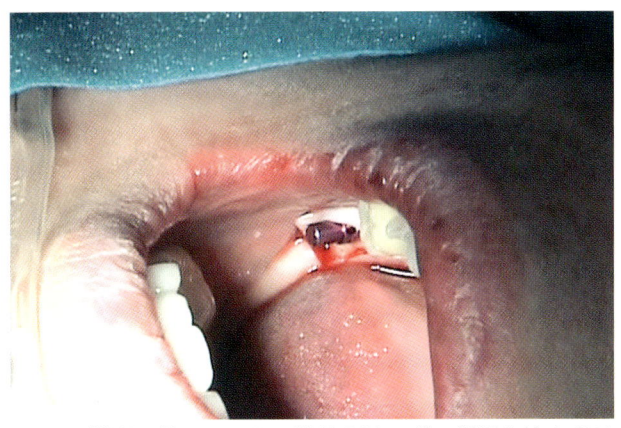

図32　術野を見せるときは器具を映さず、術野を拡大表示するとよい。

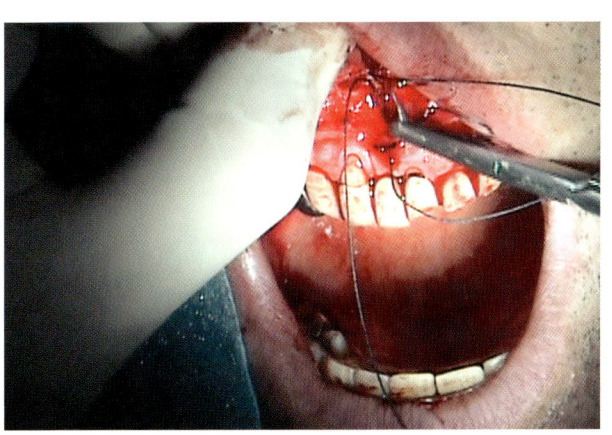

図33　特殊な器具を使わないときは、術野を画面いっぱいにして記録するとよい。ライブ手術の場合は、視聴者の希望に合わせて撮影方法を変化させる。

5 マイクロスコープ映像の録画

マイクロスコープ（図34〜36）は、リアルタイムに口腔内の高倍率に拡大された立体的な映像を提供し（図37）、根管治療やマイクロサージェリー、破折線の走行など、さまざまな情報を得ることができます。拡大鏡と違い、局所だけを高倍率で拡大でき、周りの視界は肉眼で直接見ることができるため、慣れるにも時間を要しません。この機器にも映像を出力する機構を標準装備、あるいはオプションで設定しているものが数多くあります（図36）。その映像は、肉眼で見ているものと若干の中心位置のズレがあり、調整が必要です。取り付け可能ならば、ぜひとも用意しておきたいオプションです。

出力の多くはアナログで、S端子やRCA端子が主となりますが、IEEE1394端子を用いたデジタルSD画像を出力できるものもあります。ただし、医療用撮影機器は高額であるため、安価に入手しやすい一般用カメラや市販の一眼レフスチルカメラを接続できるアダプタを提供するメーカーもあります。

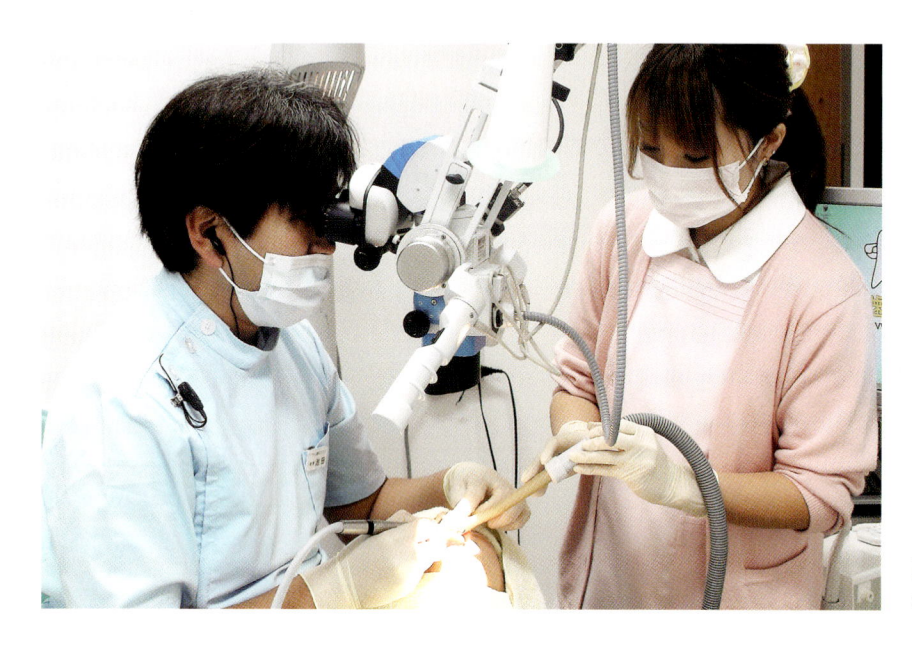

図34 マイクロスコープを用いた治療の様子。

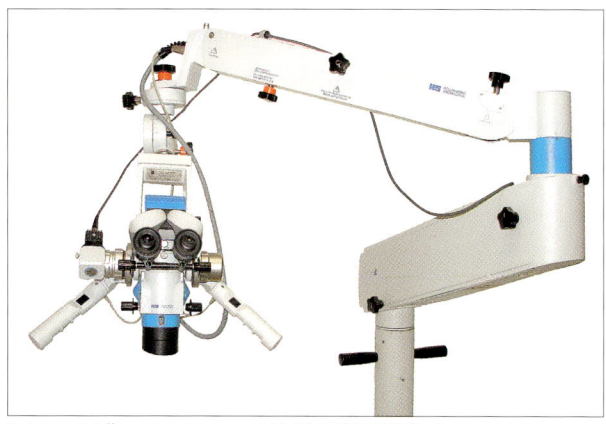

図35 MÖLLER-WEDEL社製手術用顕微鏡 UNIVERSA300（販売：ヨシダ）

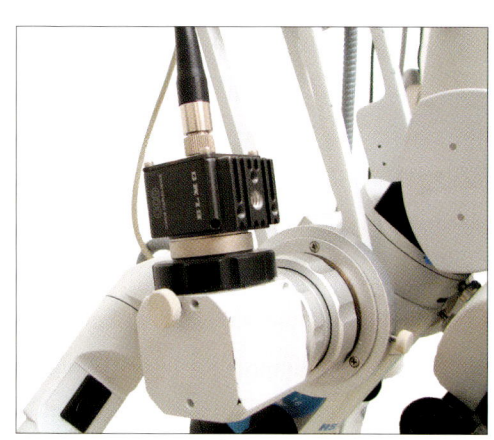

図36 CCDカメラ部（オプション扱い）。カメラマウント＋ビデオアタッチメントおよびエルモ社製1CCDカメラ。

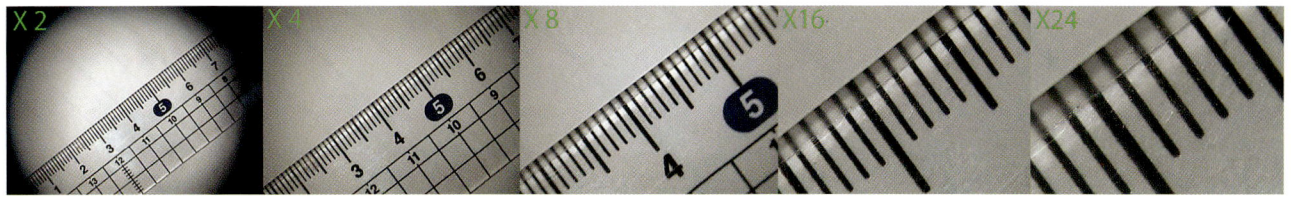

図37　マイクロスコープの拡大率による視野の違い(2〜24倍)によるアクリル定規の映像。実際には立体的に視認できる。

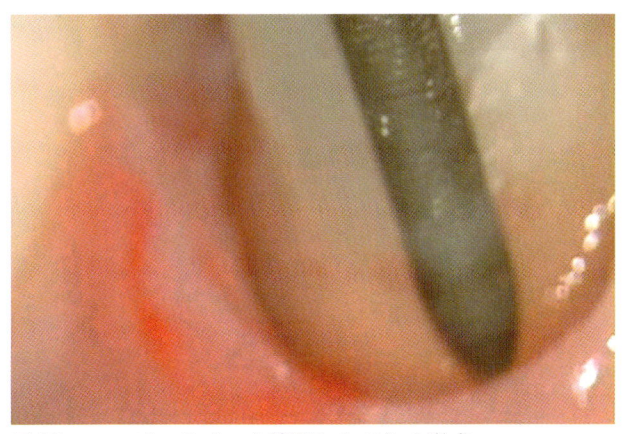

図38　マージンラインを確認しながらの形成。

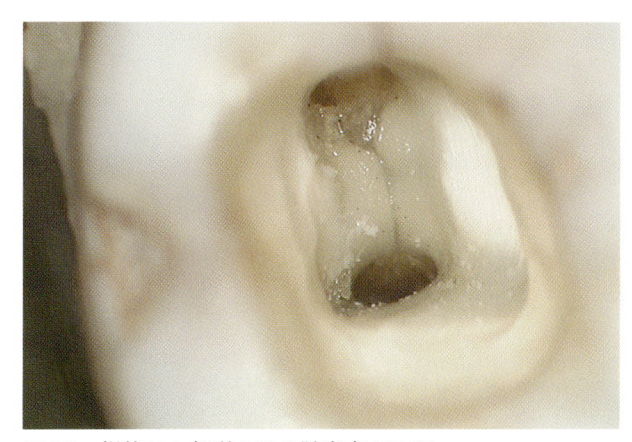

図39　根管口と亀裂のある髄床底(12倍)。

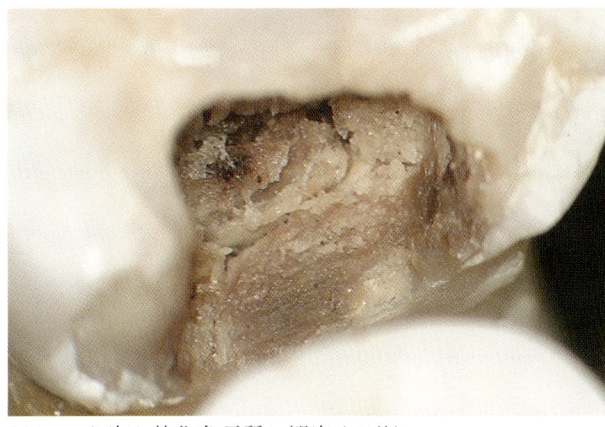

図40　う窩と軟化象牙質の観察(12倍)。

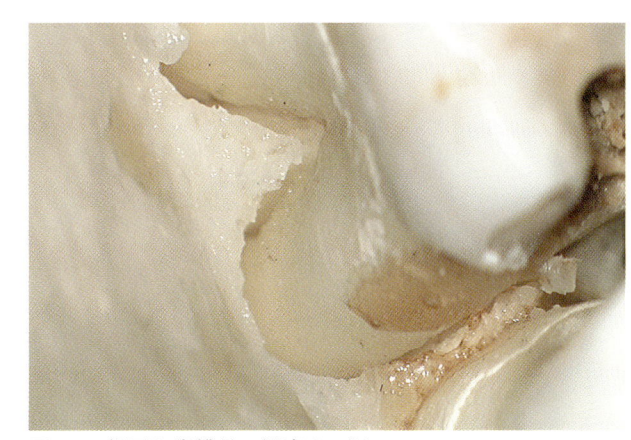

図41　根面と歯槽骨の観察(12倍)。

　映像記録の目的としては、単なるデータの収集のみならず、患者さんへのインフォームドコンセントなどに活用すると、高精度の治療を理解してもらうのにも、非常に有効です(図38〜41)。

　筆者は、映像の保存にはパソコンを用います。チェアサイドにレントゲンクライアントパソコンがあり、OSがWindows XPやWindows Vistaであれば、標準装備のWindowsムービーメーカーと市販のビデオキャプチャデバイスを用いて簡単に録画することができます。チェアサイドにパソコンがなくても、ノートパソコンを用いる方法や、ビデオデッキで録画する方法もあります。具体的な保存方法については後述の「旧ビデオメディアのデジタル化」の項(55頁)を参照してください。

6 内視鏡の歯科応用と映像の撮影

　機械による撮影を行う大きな利点のひとつとして、本来肉眼では確認できない部位を映像化させることが挙げられます。映像を必要とする対象は基本的に術者自身となりますが、その映像は研修歯科医師などの手術教育において十分効果を発揮することも多いです。ここでは、筆者らが行っている内視鏡(図42)を用いた手術とその撮影方法について紹介します。

　内視鏡といえば腹部外科など軟組織を術野とする手術や胃カメラを想像すると思われますが、口腔領域でも有効活用できる場面に遭遇することがあります(図43〜45)。筆者らが内視鏡を用いる手術としては、顎変形症における骨切り時の切断面確認、インプラント手術におけるソケットリフト時のシュナイダー膜損傷の回避、歯性上顎洞炎や単房性の術後性上顎囊胞の内視鏡的手術および上顎洞内異物の摘出が主となります。骨切りは、下顎骨も上顎骨も後方の切断部位を目視することは困難であり、理論と経験に頼るところも多いです。しかし、内視鏡、とくに細い硬性鏡を用いることにより、下顎枝矢状分割術中の下顎枝内側の下顎孔部における下歯槽神経血管束と骨切り線との関係の確認や垂直骨切り時の下縁部までの到達状況を直近に目視することができます。これにより、予期しない骨折や神経損傷を低減できると考え、臨床応用しています。また、ソケットリフト時には挙上中のシュナイダー膜を上顎洞上方から視認することができるので、過剰なオステオトーム鎚打を防止できるだけでなく、上顎洞内の隔壁も映像化され、より安全かつ確実な手術ができるものと考えます(図44)。内視鏡挿入のために骨孔がひとつ増加する欠点をもちあわせていることも事実ですが、インプラント手術を確実にする利益のほ

図42　オリンパス社製内視鏡 VISERA ビデオシステム

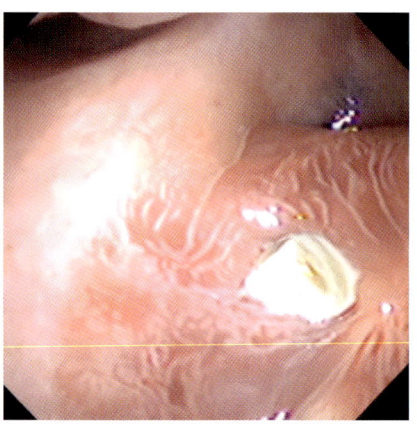

図43　可撓性ファイバー(オリンパス社製、鼻用内視鏡)により、上顎洞底挙上術後に埋入されたインプラントを鼻腔から観察。

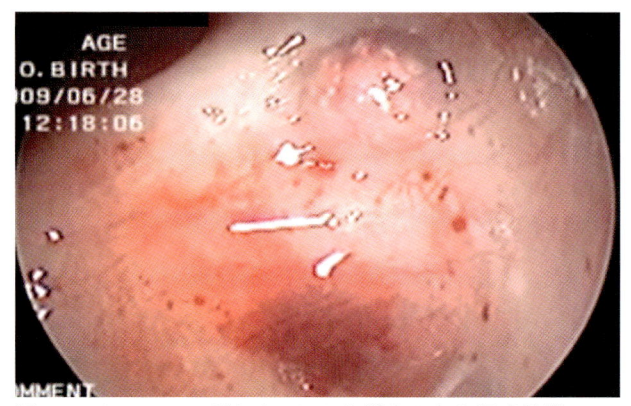

図44　リフティングドリルにより挙上された洞底粘膜。

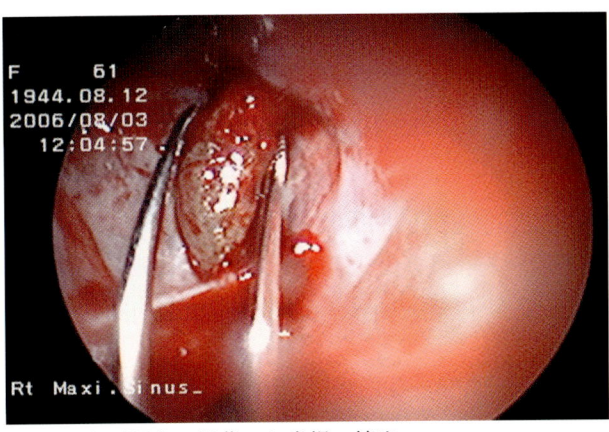

図45　上顎洞内に滑落した歯根の摘出。

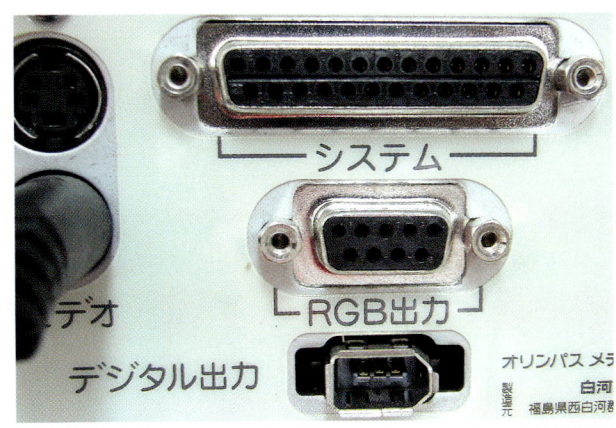

図46　内視鏡 VISERA ビデオシステムセンター OTV-S7V の背面。さまざまな映像出力が用意されている。

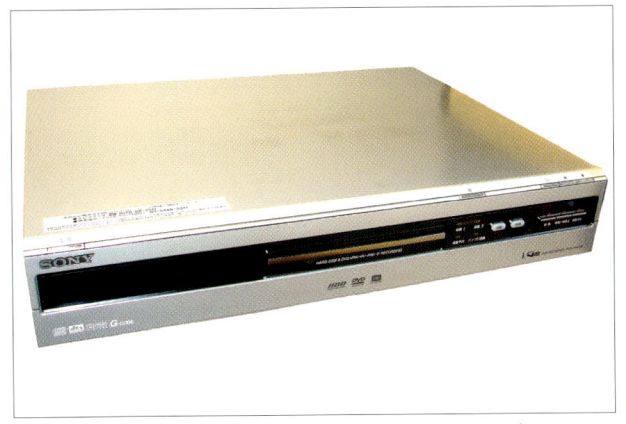

図47　ソニー社製 HDD 搭載 DVD レコーダー RDR-HX92W（生産終了品）。内視鏡映像や無影灯映像をリアルタイムにデジタル録画する。ハードディスク内の動画データを DVD に記録することもできる。

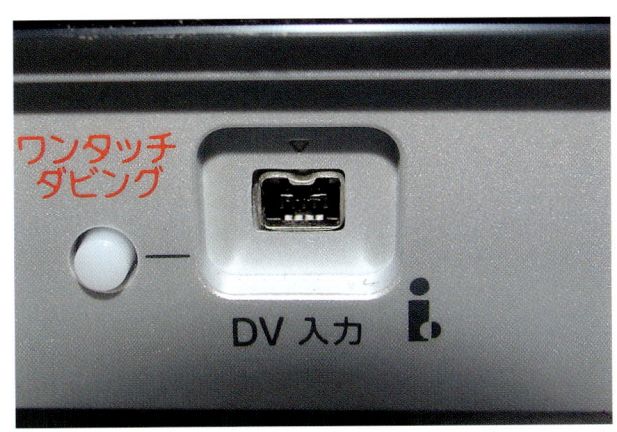

図48　RDR-HX92W の IEEE1394 入力部。配線し DV 入力から録画するだけで、医療機器映像が市販映像機器で録画できる。

うが大きいと考えています。また、上顎洞内への迷入異物摘出時にも、開洞範囲を最小限にできることも有効な使用方法といえます（図45）。

　ただし、口腔領域の場合、術野の狭さから術者の視点は口腔内にあるべきで、内視鏡本体のモニターと口腔領域の視点の往復は、手術を難しくすることがあります。筆者らは、その対策として内視鏡の映像出力に前述のヘッドマウントディスプレイ（32頁図14参照）を応用しています。口腔外科領域の手術の場合、術者の視点は真正面よりもやや下方にあります。それに対し、内視鏡のモニターは本体の最上段にあることが多く視点の移動には首の動作も必要となり、これが問題といえます。筆者らが用いているヘッドマウントディスプレイは、その下方に空

間があり、普段の手術時の視線は邪魔されない構造となっているものを選択しています。そのため、頭部を移動させることなく視線の変更だけで術野と内視鏡画面の確認ができます。さらに、ヘッドマウントディスプレイの画面は仮想視距離約2mで42型相当のため、標準的な内視鏡モニターよりも大きな映像として認識できる利点もあります。

　ひと昔前の内視鏡は、録画用に S 端子を用いるしかなく、ビデオカセットレコーダーによる録画が主でした。しかし、最近の内視鏡では、SD のデジタル出力が可能となり（図46）、録画時は市販のハードディスクレコーダーを用いた IEEE 1394 によるデジタル映像対応装置同士の接続が可能となり、映像の劣化を防止することができます（図47、48）。

41

7　3DCGの制作

　最近では、映画や歯科の患者さん向けインフォメーションビデオにも三次元コンピュータグラフィック（3DCG）を用いたものが多く見られるようになりました。3DCGを用いるメリットとしては、現実世界に存在しないものの映像化や、汚れや傷のない物体の映像化、カメラの入れない部分の映像化など、さまざまなものが挙げられます。しかし、「3DCGは一般のパソコンユーザーには専門的な知識が必要で、画像を作成することは不可能」と考えている方も多いと思われます。確かにワープロなどの一般的なソフトウェアに比べれば、求められるパソコンの性能は高く、操作量は多くなり、頭も使いますが、だからといって、それほど不可解なものではありません。3DCG作成用のソフトウェアは、操作法を身につけると、さまざまな応用が利く便利なものと考えます。とくに患者さんにとってわかりにくそうな歯科の専門的な内容も3DCGとして表現されていれば、その内容が伝わりやすいだけでなく、説得力も付加されます。また、歯科業者が用意した高価な素材では、歯科医師は満足でも患者さんにとっては複雑すぎてかえって不満となることもあり、患者さんにわかりやすい資料をオリジナルで作ることができれば、医院の評価向上にもつながると思われます。

　ひと昔前まで高品質な映像を表現できる3DCG専用ソフトは海外のもので、画面も英語の専門用語表記のみであり、かつ数十万円もするものがほとんどでした。現在、筆者が主に使用しているのは、純国産でプロフェッショナルな使用にも十分耐えうるイーフロンティア社製3DCGソフトウェア「Shade 11 Professional」です（図49）。このソフトウェアだけで多くの3DCG作成ができるため、医院内での説明やインフォメーションビデオに用いる3DCGの多くはこのソフトウェアのみで作成しています（図50〜52）。初めて3DCGを作成したい場合は、機能を限定した入門モデルの「Shade 11 Basic」も販売されていますので、こちらを導入するほうがよいかもしれません。このShadeシリーズは、主に物体を描くものであり、それ以外に筆者は、人体用に「Poser® 7」、景観用に「Vue™ 6 Infinite」（ともに最新版は8、イーフロンティア社製）というソフトウェアを使用していますが、Shadeシリーズが使えなければ宝のもちぐされとなりますので、まずはShadeのみの使用をお勧めします。

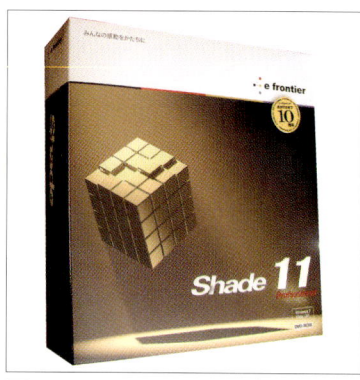

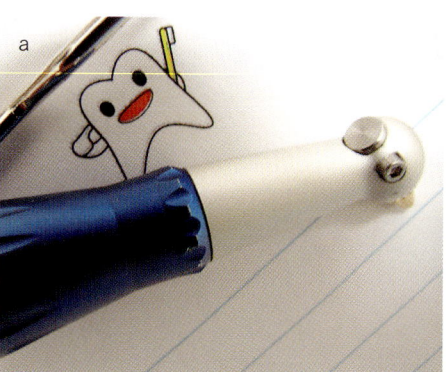

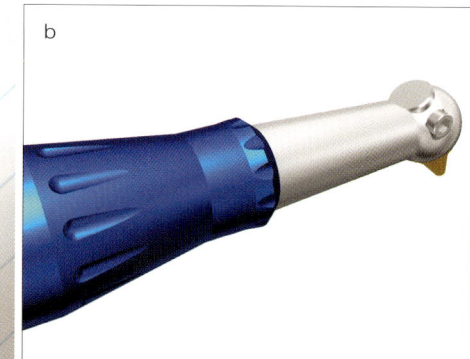

図49　イーフロンティア社製3DCGソフトウェア Shade 11 Professional

図50 a , b　CO_2レーザーチップの実写と3DCGの比較。実写では実在する傷や背景が写り込むが（a）、3DCGでは新品のような図を美しく表現できる（b）。

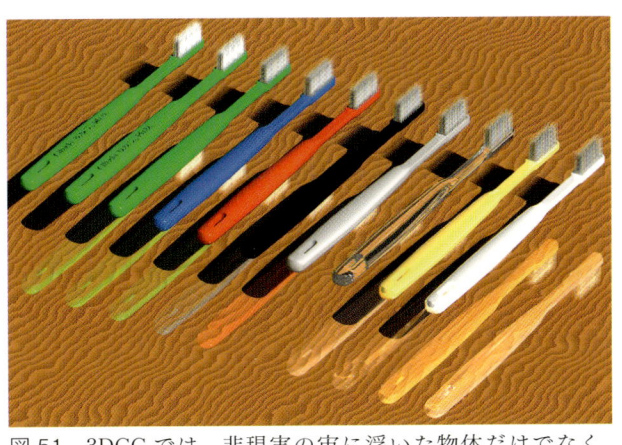

図51 3DCGでは、非現実の宙に浮いた物体だけでなく、透明、反射、陰などさまざまな表現ができる。

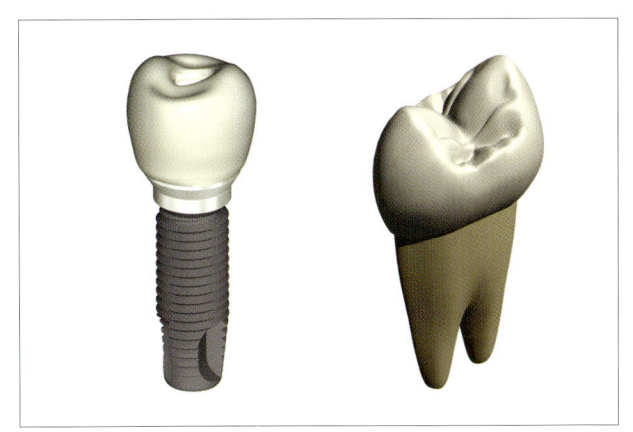

図52 インプラントや歯の3DCGも習熟すれば描ける。

3DCGソフトウェアの6つの作業

1．モデリング
円や面、曲線などを元に平面を作り、立体を組み上げて、目的の三次元形状を作成します。

2．材質設定
できあがった三次元形状に色調や光沢、反射率、透明度などリアルな質感となるように材質を設定します。

3．カメラ設定
物体をどのような角度からどのようなカメラで見るかの設定を行います。

4．光源設定
太陽光やスポットライト、カラーライトなどの光源を設定し、環境を整えます。

5．モーション設定
最終目的が静止画ではなくアニメーションならば、光源や物体、カメラの時間軸による動きを設定します。

6．レンダリング
最終的な映像をコンピュータに計算させて、物体の形状や影、反射物などを考慮した映像を作成します。この作業は自動化されているため、放置できますが、コンピュータの能力がもっとも影響するところなので、ハイパフォーマンスなパソコンほど早く画像を描きあげます。または数台のパソコンにデータを分散させて行う、ネットワークレンダリングという方法もあり、筆者の施設では12台のパソコンを使うことで、1台の超高性能パソコンを使った計算の数倍のスピードで計算しています。

　これらの工程を正しく行うことで、イメージに合った映像が生まれるわけですが、その習熟にゴールはなく、複雑かつリアルな映像を追求するには、多くの発想と知識を要することも事実です。しかし、規格化された工業製品や単純な形状のもの（壺、コップ、テーブルなど）は初めての方でも1日あれば習得できると思います。多くのパーツを使った工業製品（歯科用チェアユニット、タンスなど）でも比較的単純なパーツの組み合わせのため、時間はかかりますが難しさはありません。しかし、歯や骨、軟組織などの生体形状は、その曲線を単純な数式にできないため、これをよりリアルな3DCGにするには相当な訓練が必要です。これを説明するだけで1冊の本が書けてしまうほどですので、本書ではShadeを用いた3DCGのモデリングと材質設定、レンダリングの基本的な概略のみを説明します（図53～62）。積極的に身につけるためには、ソフトウェアのマニュアルをよく読むようにしましょう。

3DCGによるコンポジットレジンでできた円柱の作成例

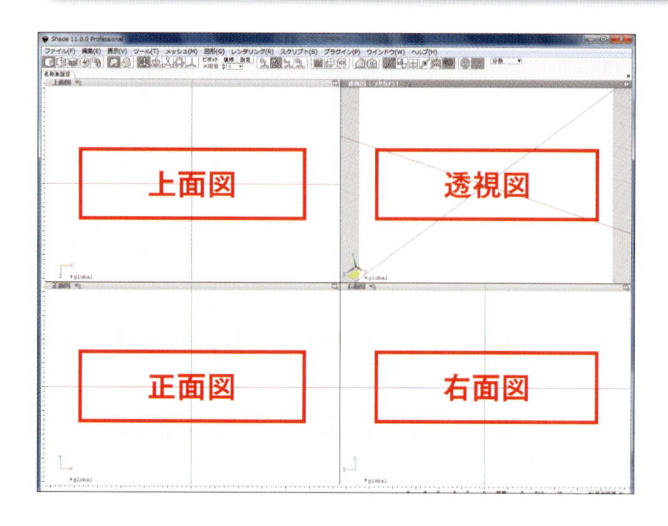

図53 Shadeの基本画面。Shadeのメインウィンドウは上面図・正面図・右面図・透視図の4面を主として構成され、この座標面に線や面、立体を配置することで3DCGを製作する。

実際のモデリング作業

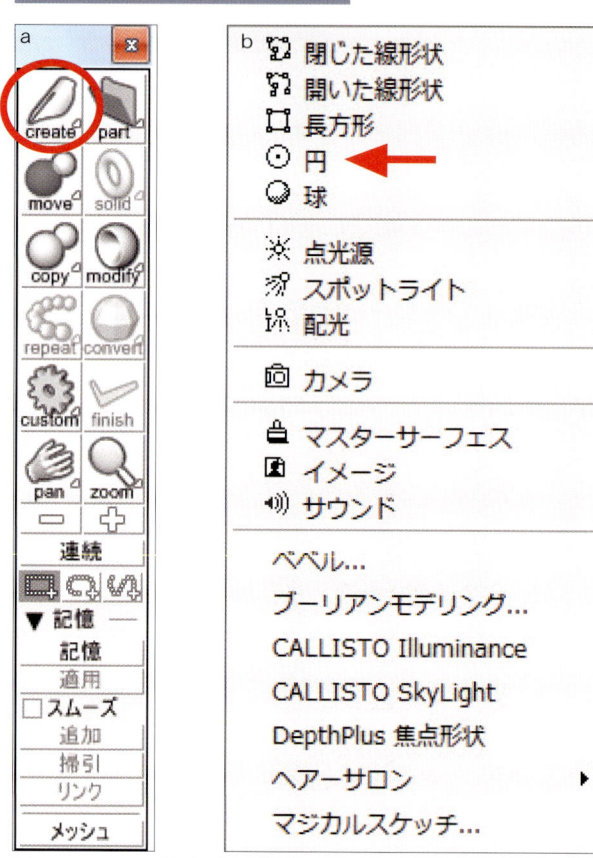

図54 a , b 基本中の基本として、円柱の3DCGを描いてみる。メインウィンドウとは別にツールボックスがあるので、この「create」ボタンをクリックする(a)。すると、bのようなメニューが表示されるので、円をクリックする。

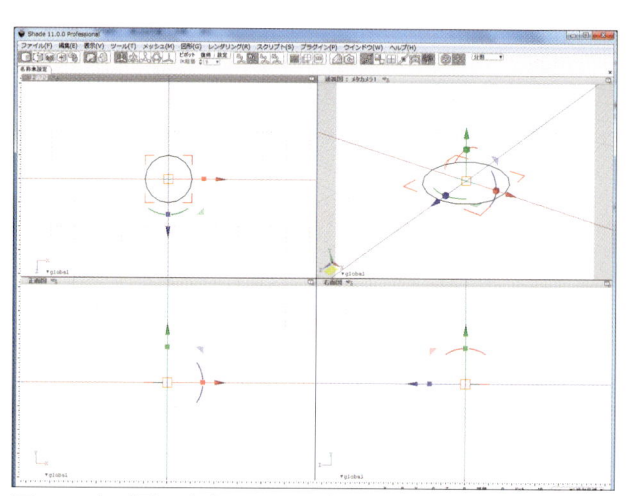

図55 上面図の中央から5目盛分のところまでドラッグすると円が描かれる。厚みはないので、正面図と右面図は円が見えない。透視図では斜めから見た円が表示されている。

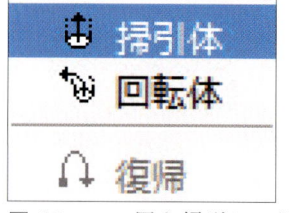

図56 この円を掃引して円柱にする。ツールボックスの「solid」ボタンをクリックし、「掃引体」をクリックする。

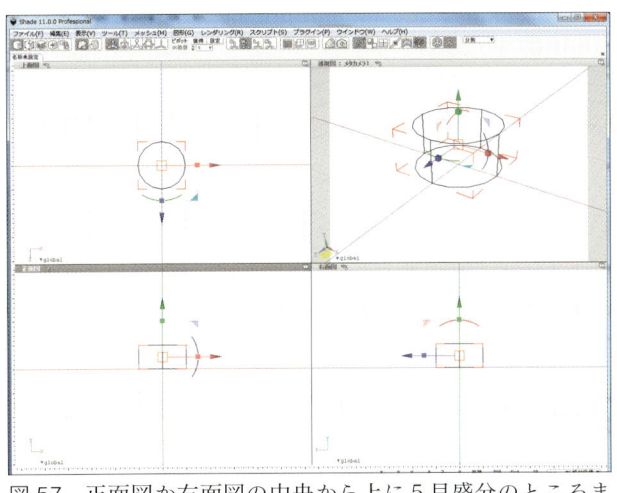

図57 正面図か右面図の中央から上に5目盛分のところまでドラッグすると円柱ができる。線だけで描かれているが、透視図でも立体になったことが確認できる。

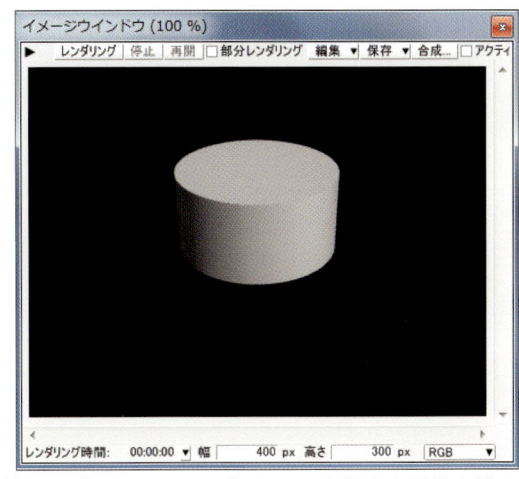

図58 試しに「Ctrl」キーと「R」キーを押すと円柱が描かれるので、円柱がモデリングできていることがわかる。ただし、白い粘土で作られたような円柱なので、次に表面材質を与えていく。

材質の設定

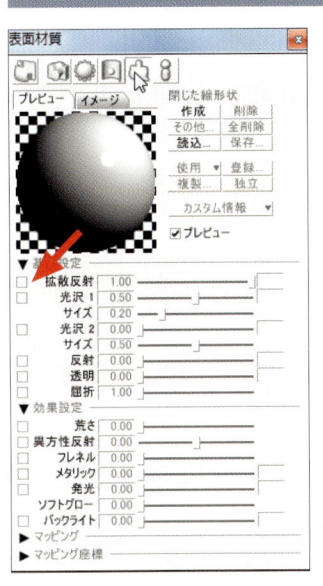

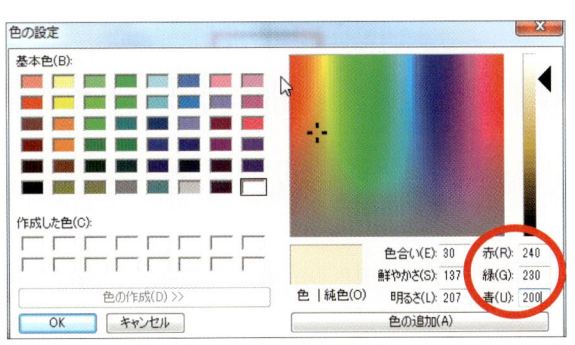

図60 色の設定ウィンドウでコンポジットレジンのような質感をもたせるため、「赤」を240、「緑」を230、「青」を200に設定し、「OK」をクリックする。

図59 ここでは、円柱の表面材質を設定して、コンポジットレジンでできた円柱を作ってみる。総合パレットから表面材質を選択し、「拡散反射」の項目の白いボックスをクリックすると、色の設定ができる。

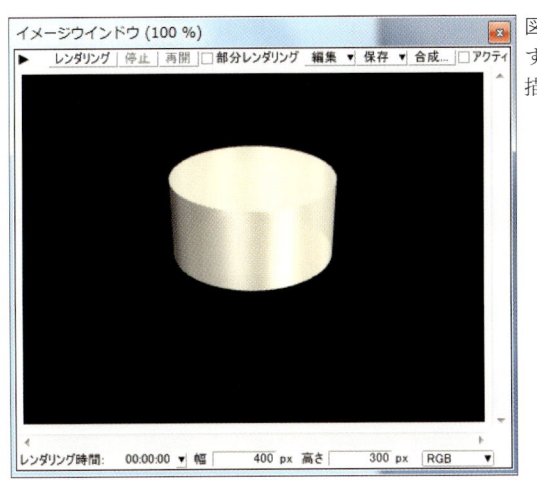

図62 再度「Ctrl」キーと「R」キーを押すと、設定した内容が生かされた円柱が描かれる。

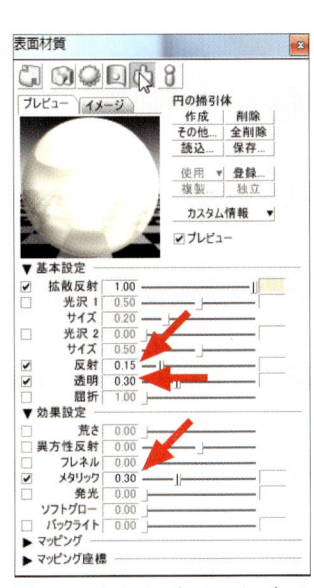

図61 さらにリアルにするため、「反射」の項目を0.15、「透明」の項目を0.30、「メタリック」の項目を0.30に設定する。

簡単に3DCGが描けることが理解できたのではないでしょうか。さまざまな形状を作成し、練習したうえでアニメーションなどの応用方法を身につけるとスキルアップにつながると思います。できあがったアニメーションは、他のビデオデータと同様に編集や合成ができます。

第3章
動画データの保存方法

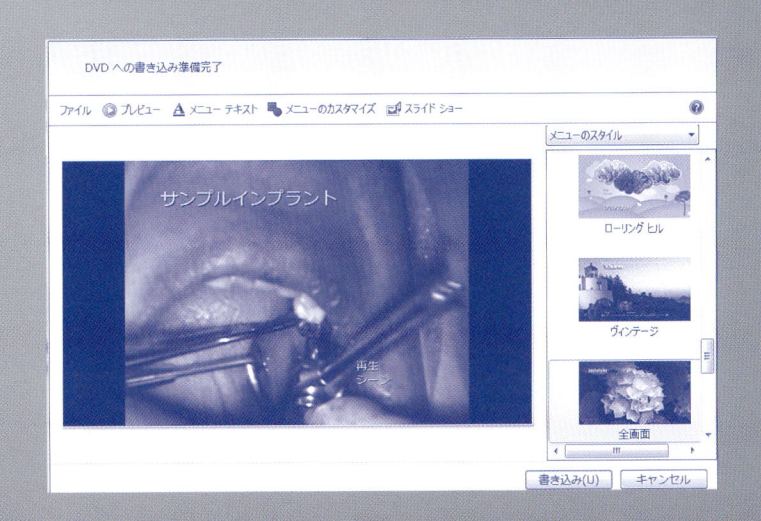

1 ハードディスクに保存

「制作した貴重なビデオや写真データなどは安全に保存したい」と、誰もが考えるはずです。筆者は、これらのデータをハードディスクドライブ（以下HDD）に保存するようにしています。しかし、HDDも永久に保存できるわけではなく、寿命とともに故障して読み取りができなくなります。したがって、実際には、後述するディスクメディアにも同内容を保存するようにしています。この故障がだんだん悪化するのであれば、ある程度のデータを救い出すことも可能ですが、突然にまったく使えなくなることもあるため、注意が必要です。さらに、故障したHDDを復活させるには、専門業者にHDD費用の何倍もの修理費を払うこととなります。データ管理の安全な方法を身につけるようにしましょう。

HDDといってもその種類はさまざまで、接続方法や容量、台数、内蔵か外付けかなどいろいろあります。シングルドライブのコンパクトHDDなどが数多く出荷されているようですが、筆者がもっともお勧めするのは、RAID(レイド)タイプのHDDです。RAIDとは、複数のHDDを1つのHDDとして認識させ、速度や信頼性の向上を図るものです。主なRAIDの設定を以下に示します。

- **RAID 0　HDD数：2台以上**
  → 速度：◎　故障：×　容量：◎

  2台以上のHDDにデータを同時に分散させて記録するため、速度が速くHDD容量もムダなく使えますが、データの複写はされないため、1台でも故障すると復旧できません。筆者は、パソコンのシステムやアプリケーションなどをこの方式にすることで、起動時間や作業時間の速度向上につなげていますが、作成したデータの保存には不向きです。

- **RAID 1　HDD数：2台以上**
  → 速度：△　故障：◎　容量：△

  2台(2組)以上のHDDに、それぞれ同じ内容を記録するため、故障への対応にもっともすぐれた方法です。しかし、容量は半分以下となり、コストパフォーマンスは悪いといえます。

- **RAID 5　HDD数：3台以上**
  → 速度：○　故障：○　容量：○

  3台以上のHDDに分散させ、誤り訂正符号というデータを含めて記録します。誤り訂正符号分の容量はロスしますが、故障しても復旧が可能です。筆者は、作成したデータの保存に、この方法を用いています。

※その他、それぞれの組み合わせも存在します。

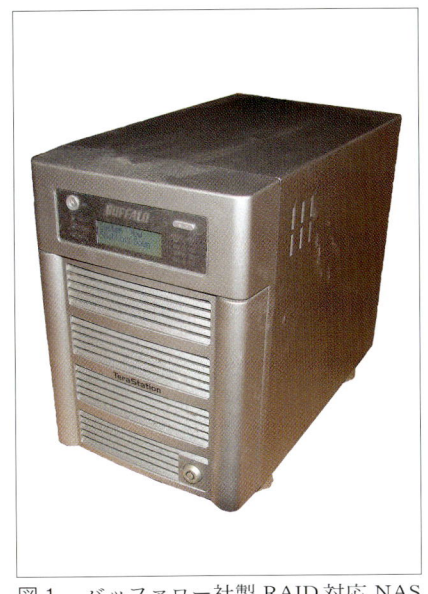

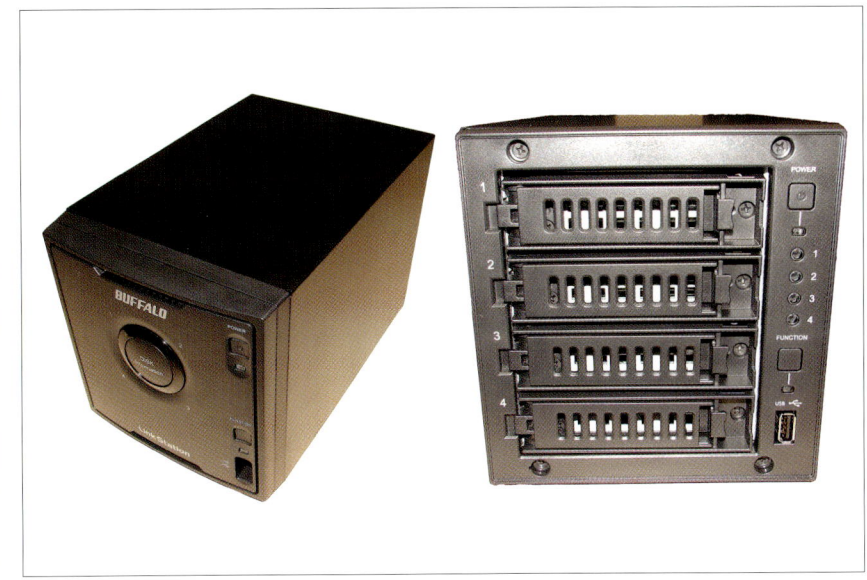

図1　バッファロー社製 RAID 対応 NAS HDD HS-DH4.0TGL/R5（生産終了品）

図2　バッファロー社製 RAID 対応 NAS HDD LS-Q4.0TL/R5

　図1、2は RAID 対応の HDD です。両方とも内部に4台の HDD が内蔵されていて、故障した場合は1台ずつ交換します。24時間起動しており、経験的に3年に1度ぐらいの交換が必要です。また、容量の増加とともに増設が必要となりますが、貴重なデータの消失は避けなくてはなりません。これらの HDD は LAN のネットワークを介して複数台のパソコンから読み書きが可能なものであり、パソコンの台数ごとに用意するものではありません。また、「待合室などでの患者さんへのプレゼンテーション」の項（97頁参照）で説明する DLNA にも対応しており、非常に便利なものといえます。

　最近、ご家庭に普及している HDD 搭載ブルーレイディスク（以下 BD)/DVD レコーダーに映像を記録する方法も HDD に記録しているといえますが、RAID での記録方式のものはなく、そのまま保存することはお勧めしません。

　くどいようですが、HDD は必ず故障します。ひと昔前は MO という安定した記録メディアがありましたが、現在では容量不足であり、RAID HDD とディスクメディアの両方への保存が安全といえます。

2 各種ディスクメディアに保存

前述のとおり、動画データを保存する方法として各種ディスクを使うこともお勧めの方法です。ディスクメディアとして一般的なものに CD や DVD、BD（図3）が挙げられ、容量などがそれぞれ異なります（表1）。注意すべきは、どのメディアも永遠に保存できるものではなく、劣化は避けられないことです。とくに直射日光や高温多湿は早期に劣化を起こし、重要なデータを失う可能性があります。

これらのディスクメディアは、CD → DVD → BD の順で世に登場したため、DVD 用ドライブは CD を認識し、BD 用ドライブは DVD を認識しますが、逆は認識できませんので、ドライブにあったメディアを用意する必要があります。最近のパソコンでは、BD への書き込みに対応したものも多く販売されていますが（図4）、現在のコストや一般家庭への浸透度を考えると DVD への記録をお勧めします。また、CD への書き込みは、大容量のビデオデータを書き込めないためお勧めしませんので、今後の内容は DVD と BD のみと考えてください。

ディスクメディアに記録する場合、大きく分けて2つの方法があります。1つは一般的なプレーヤーで再生できるビデオ形式で保存する方法で、もう1つはビデオをデータ形式で保存する方法です。配布やテレビなどでの閲覧が目的の場合はビデオ形式で保存すべきですが、いったんビデオ形式にしてしまうと、後で編集しようと思ったときに困難になります。したがって、編集の必要性がなくなるまでは、データ形式で保存するようにしましょう。

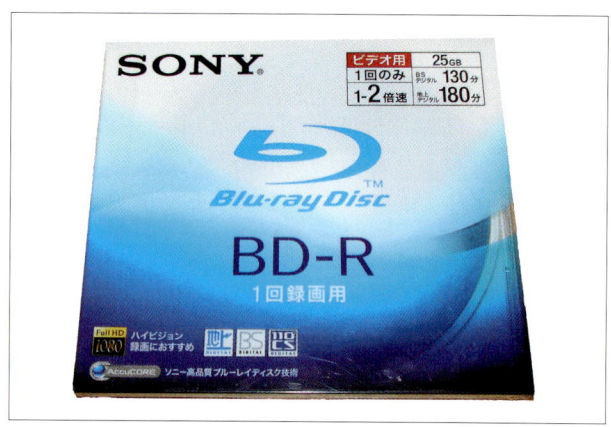

図3 ソニー社製 BD-R ディスク。高画質のビデオも長時間記録できる。

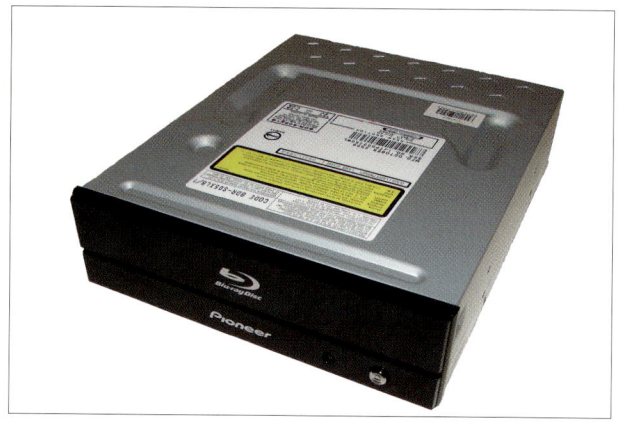

図4 パイオニア社製パソコン内蔵型書き込み対応 BD ドライブ BDR-S50J-BK

表1 CD、DVD、BD の違い

	CD	DVD	BD
本来の目的	音楽の記録	ビデオの記録	高画質ビデオの記録 大容量データの保存
容量	640～700MB	4.7～8.5GB	25GB～
各種書き込みディスク	CD-R CD-RW	DVD-R DVD-RW DVD+R DVD＋RW DVD-RAM	BD-R BD-RE

DVD ビデオ形式での保存（Windows PC 使用）

　Windows Vista と Windows 7 には Windows DVD メーカーというソフトウェアが標準装備されていて、これを用いるのが簡単に DVD ビデオを作成する方法の 1 つです。オプションの変更を加えることで DVD の再生方法などを変更できますが、ここではもっとも基本的な方法を説明します（図 5 〜 9）。

図 5　まず、スタートメニューから Windows DVD メーカーを起動し、「項目の追加」ボタンをクリックする。

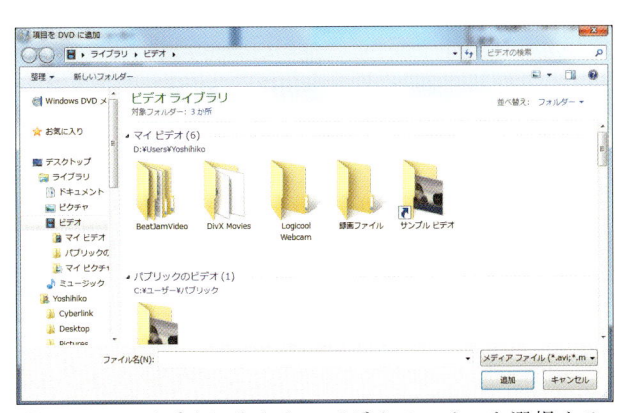

図 6　DVD ビデオに入れたいビデオファイルを選択する。AVI や MPEG など選択できる形式は多種類ある。

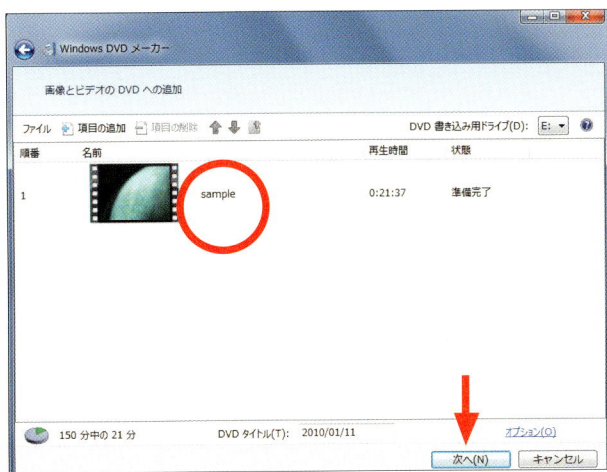

図 7　DVD タイトルを入力し「次へ (N)」をクリックする。タイトルは手術内容や日付など分類しやすいものが望ましい。

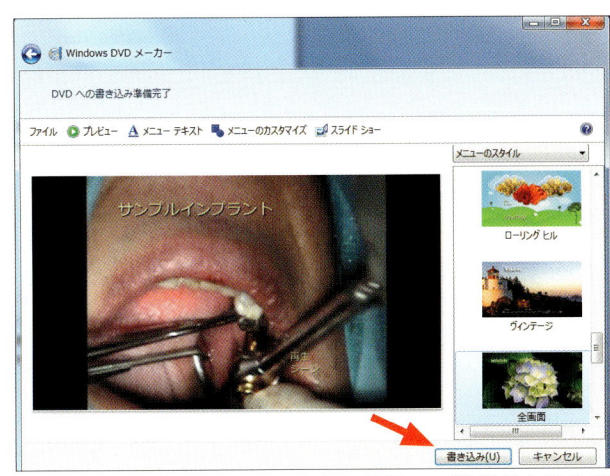

図 8　プレビューボタンで内容を確認し、問題がなければドライブに空の書き込み型 DVD メディアを挿入して「書き込み (U)」をクリックする。

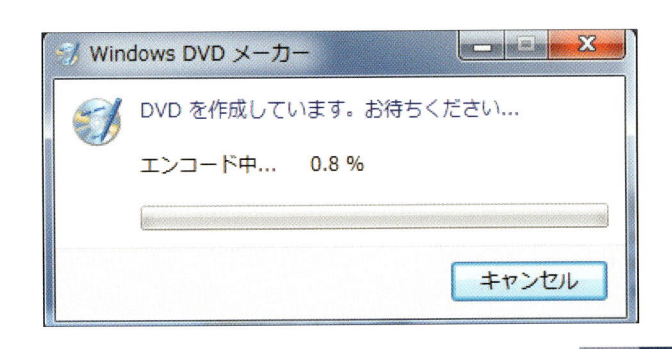

図 9　このウィンドウが表示され、DVD ビデオが作成される。できあがった DVD を配布する場合は、事前に DVD プレーヤーで再生可能かチェックしておくことをお勧めする。

DVD ビデオ形式で保存（HDD 搭載 BD/DVD レコーダー使用）

　テレビ放送の録画の主役であったビデオカセットレコーダーもすでに家電店ではその数が減り、現在では HDD 搭載 BD/DVD レコーダーが主流となり、一般家庭にも広く普及しました（図10）。このメリットとしては、ビデオテープと異なり、録画時間をあまり気にせず使用できることや、目的のシーンを見つけやすいこと、高画質のまま編集やディスクメディアへのコピーができることなどが挙げられます。価格も以前のビデオカセットレコーダとあまり変わらないものも多く、さまざまなメーカーが商品を販売しています。マイクロスコープなどの映像を直接 HDD 搭載 BD/DVD レコーダーへ記録した場合などは、これから説明する方法でディスクメディアへコピーして、保存や配布をすることができます。どの機種でなければならないということはありませんが、多くの場合 DVD-VR フォーマットと DVD ビデオフォーマットという選択肢があると思いますので、配布する場合は DVD ビデオフォーマットを選択し、機器に添付の取扱説明書に従って作成します。

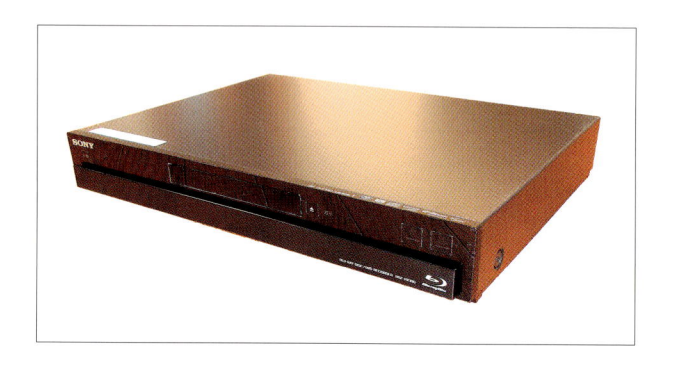

図10　ソニー社製 HDD 搭載ブルーレイディスク / DVD レコーダー BDZ-RX100(生産終了品)

データ形式でディスクメディアに保存

　配布やテレビなどでの再生が目的ではない場合、データ形式での保存がお勧めであることは、すでにお伝えしたとおりですが、DVD の記録は永遠ではないため、あくまでもバックアップと考えるようにしましょう。現在、永久保存できる手段はなく、前述のとおり、同じデータを数種類のメディア (ハードディスクと DVD など) に分散させて保存することが確実です。

　ディスクメディアに保存するソフトウェアはいくつもありますが、ここでは Windows に標準装備された機能で書き込む方法を説明します (図11 ～ 18)。

図11　デスクトップにコンピューターのアイコンがあればそれをクリックする(左)。なければスタートメニューからアクセサリ内部の「エクスプローラー」をクリックする(右)。

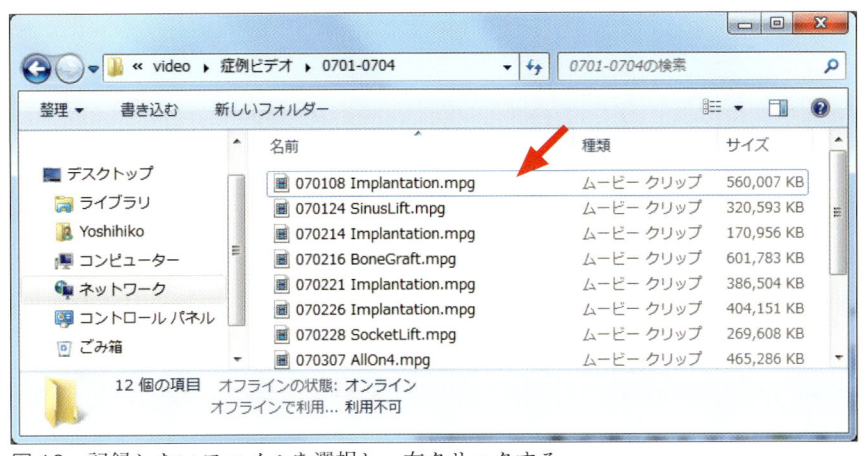

図12 記録したいファイルを選択し、右クリックする。

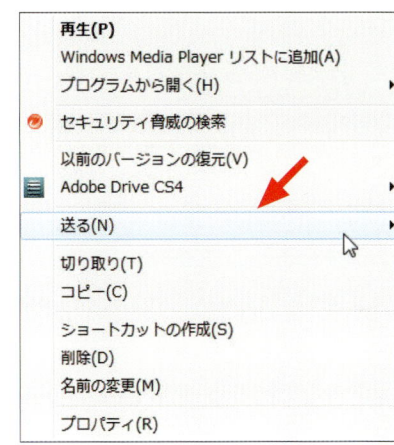

図13 表示されたメニューから「送る(N)」を選択する。

図14 次に、展開されるメニューから記録するドライブを選択する。ここではブルーレイドライブのためBD-REと表示されているが、DVD-RAMなど接続されているドライブによって記録できるメディアと名称は異なる。選択と同時に記録されるわけではないので、繰り返すことで複数のファイルを同一ディスクに記録できるが、メディアに合わせた容量にする必要がある。

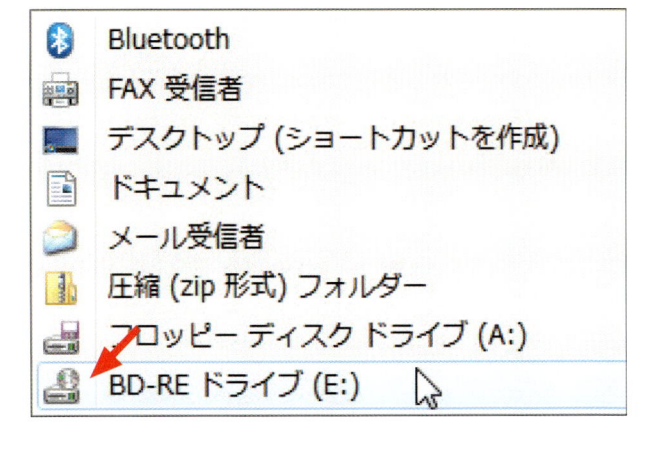

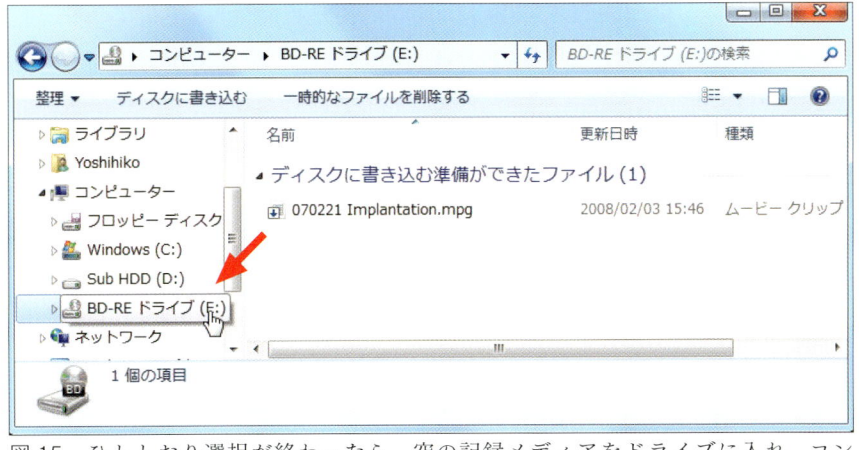

図15 ひととおり選択が終わったら、空の記録メディアをドライブに入れ、コンピューター内の記録ドライブを右クリックする。

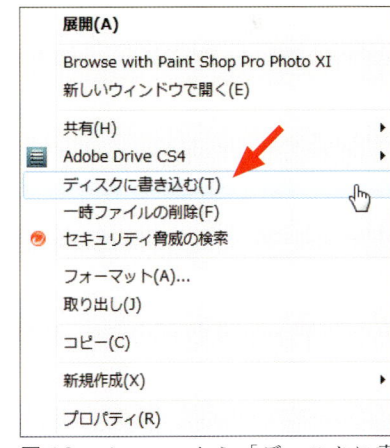

図16 メニューから「ディスクに書き込む(T)」をクリックする。

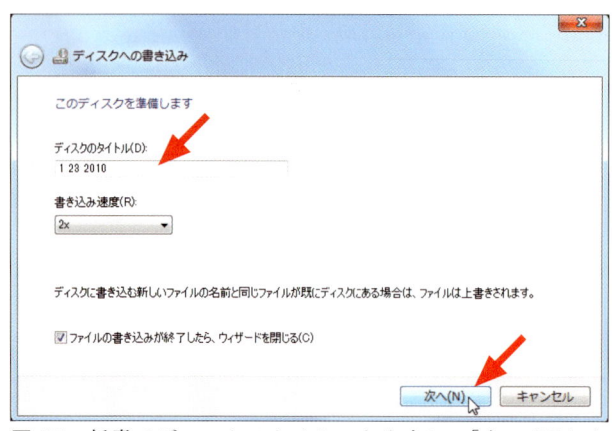

図17　任意でディスクのタイトルを入力し、「次へ(N)」をクリックすると書き込みが開始される。

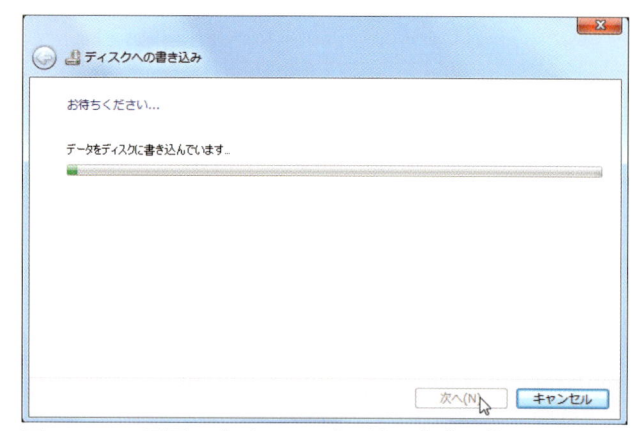

図18　この画面が表示され、書き込み作業は終了となる。

> ### DVD や BD からのリッピング
>
> 　DVD や BD にプレーヤーで再生できるようにビデオ形式で保存した映像データを再び編集する場面に戻したくなることがあります。元となるマスターデータが存在すれば、それを用いればよいのですが、消去してしまった場合は困ることになります。なぜなら、これらのディスクに保存したデータは、パソコンを使っても、通常のファイル操作では元に戻すことができないようになっているからです。
>
> 　このような場合、いわゆるリッピング操作を行うソフトウェアを用いれば、編集可能なデータを戻すことができます。しかし、個人の制作物のみならず著作権保護されたデータを扱う可能性があるため、申し訳ありませんが、本書では取り上げません (詳細は他の書籍を参考にしてください)。
>
> 　このようなことにならないようにするためにも、各種ディスクに記録するときには、配布用にはビデオ形式を、保存用にはデータ形式を用いて行うことをお勧めします。前述の RAID ハードディスクなどに保存しておくようにしましょう。

3 旧ビデオメディアのデジタル化

　VHSや8ミリビデオなどのアナログテープ式のメディアは、繰り返しの再生や放置などにより劣化するため、貴重な記録を失ってしまうおそれがあります。また、今後は再生機器がさらに入手しづらくなっていきます。医療用映像機器の出力には、現在でもアナログのものが数多く存在しますが、これもリアルタイムにデジタル化して保存を容易にしたいものです。ここでは、アナログ映像をパソコンに直接読み込ませて、デジタル化されたファイルとして保存する方法を紹介します。使用するのはWindows XPなどに標準装備されたWindowsムービーメーカーと、安価に入手可能なビデオキャプチャーデバイス（図19）です。

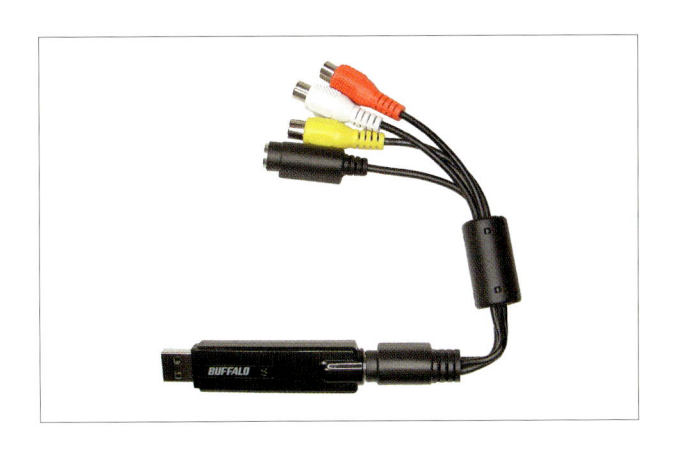

図19　バッファロー社製ビデオキャプチャー PC-SDVD/U2

ビデオキャプチャーデバイスによるアナログ映像のデジタル化

　まず、ビデオキャプチャーデバイスをメーカーの指示に従ってドライバのインストールを済ませ、パソコンに認識させます。続いて、過去のビデオメディアをそれに合ったプレーヤーに入れ、黄・赤・白のRCA端子をキャプチャーデバイスと接続します。ただし、S端子の映像出力ができる場合はそちらを優先します。パソコン側とはUSBで接続します。

　ここまで行ったら、次にWindowsムービーメーカーを起動して、取り込み作業をはじめます（図20～26）。

図20　左下のスタートから「すべてのプログラム(P)」を選択し、アクセサリの内部の「Windowsムービーメーカー」を選択する。

図21　この画面が表示される。左のメニューの中から「ビデオ デバイスからの取り込み」を選択する。

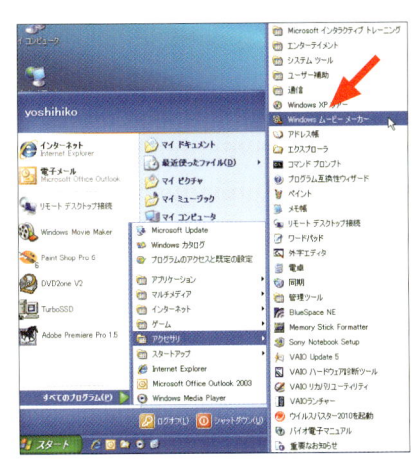

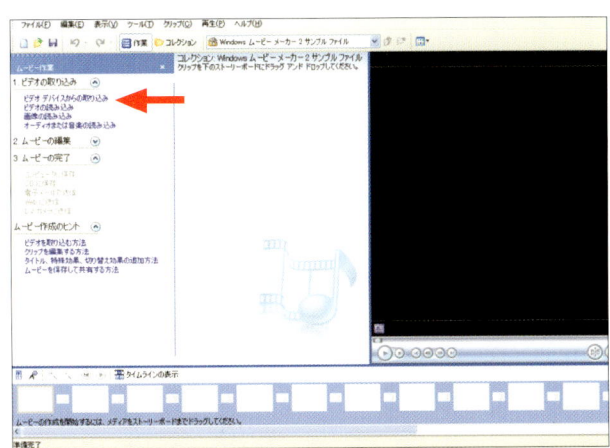

55

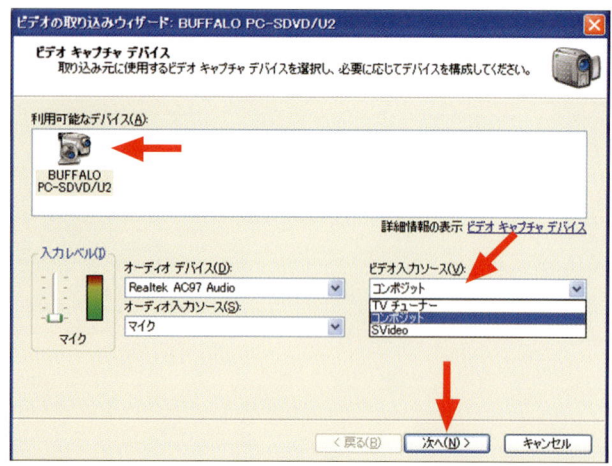

図22 キャプチャーデバイスが正しく認識されていれば、「利用可能なデバイス」の項目に「BUFFALO PC-SDVD/U2」が表示される。右側に「ビデオ入力ソース」を選択する項目があるが、S端子に接続した場合は「SVideo」を、RCA端子に接続した場合は「コンポジット」を選択し、「次へ(N)＞」をクリックする。

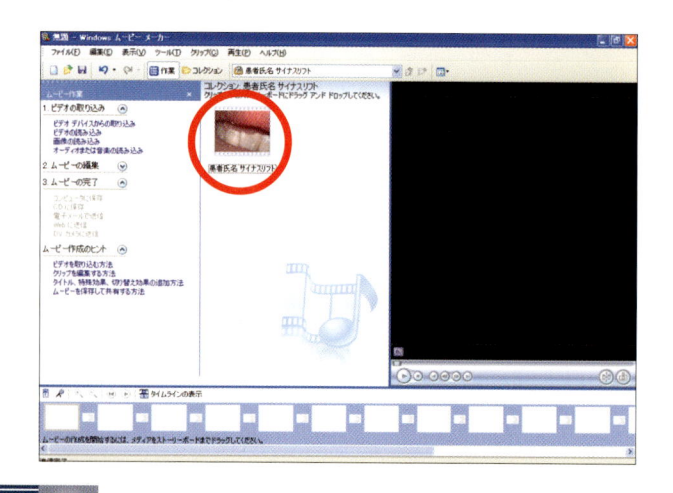

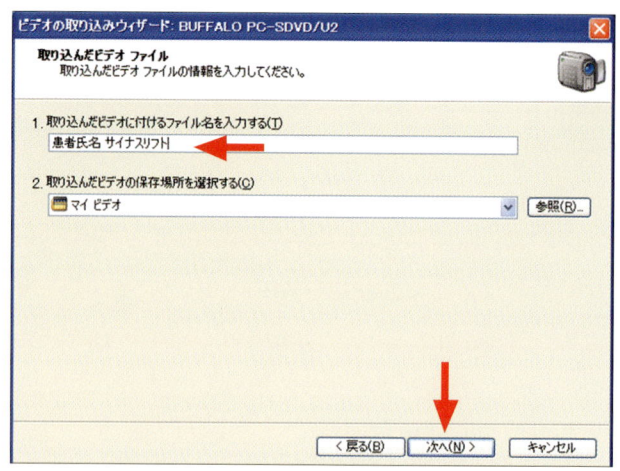

図23 このウィンドウが表示されたら「1.取り込んだビデオに付けるファイル名を入力する(T)」の項目にビデオのファイル名を入力する。患者番号や日付、氏名、手術内容などが重複しないよう、自分なりに分類しやすい名称を入力する。「2.取り込んだビデオの保存場所を選択する(C)」は特別変更する必要はないが、ビデオのライブラリフォルダが別にある場合は任意で変更する。決定したら「次へ(N)＞」をクリックする。

図24 ビデオ設定のウィンドウでは「その他の設定(O)」の中の「高画質ビデオ(大)」を選択し、「次へ(N)＞」をクリックする。

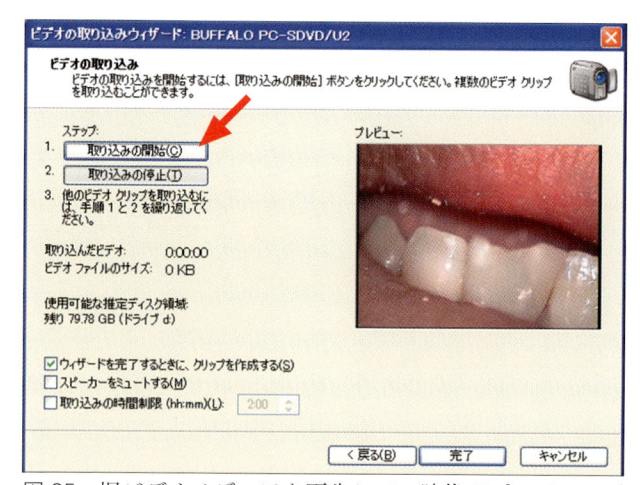

図25 旧ビデオメディアを再生して、映像がプレビュー画面に表示されれば準備完了。「取り込みの開始(C)」をクリックし、旧ビデオメディアの再生を行う。再生が終わったら「取り込みの停止(T)」「完了」をクリックすれば終了。

図26 取り込んだビデオがコレクションのエリアに表示されている。このビデオファイルをダブルクリックすると内容を確認することができる。また、保存場所を変更していなければ、マイドキュメントフォルダ内のマイビデオのフォルダに、できあがったデジタル化されたビデオファイルがあるので、ダブルクリックすると再生される。これをさらに編集する場合については、「第4章 動画データの編集方法」を参照のこと。

第4章
動画データの編集方法

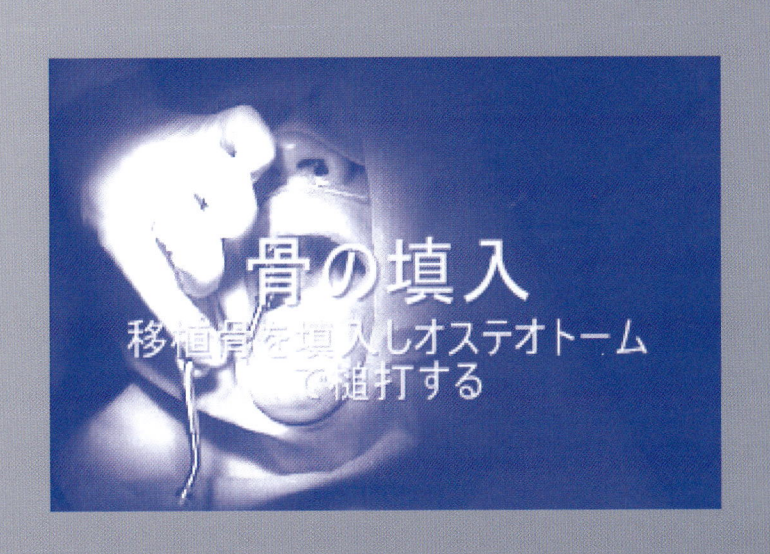

骨の填入
移植骨を填入しオステオトーム
で槌打する

1 動画編集の準備

パソコンの普及によって素人が手を出しにくかったビデオ編集が歯科医院でも簡単にできるようになりました。編集することの目的は、無駄なシーンを省いて必要なところだけを抽出し、新たにテロップなどを加えることにより、生きたビデオを制作することにあります。

ビデオを制作する作業には、図1に示すような4つの大きなステップがあります。このステップを踏むことで作品ができあがるわけです。ここでは、ステップ3のパソコンでの編集について主に説明します。

| ステップ1
動画の撮影 | ▶ | ステップ2
パソコンへの
取り込み | ▶ | ステップ3
パソコンで編集 | ▶ | ステップ4
ビデオの完成 |

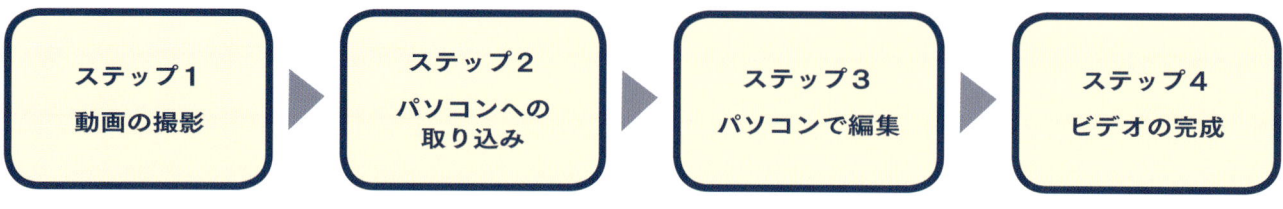

図1　ビデオ制作のための4つのステップ。

ビデオ編集に必要なもの

[ビデオカメラ]

最近そろえたデジタルビデオカメラであれば問題はありませんが、「ホームビデオカメラの種類と選択基準」の項（11頁参照）で述べたアナログテープカメラの場合は、映像をデジタル化させる必要があります。すでにVHSテープで保存されたものや、RCA端子を介して得られた映像を編集する場合は、ビデオキャプチャーデバイス（図2および55頁参照）を用いてデジタル化させる必要があります。その方法は種類によって異なるため、手持ちの機種の説明書に従ってください。そのほかに、デジタルビデオデッキやデジタルビデオカメラにダビングしてから読み込む方法もあります。

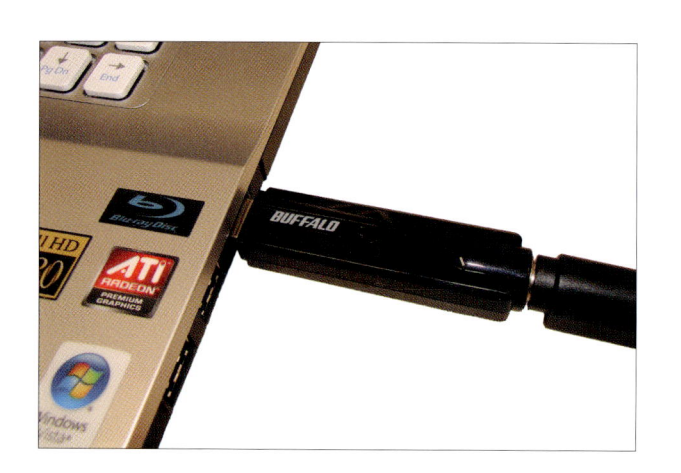

図2　バッファロー社製ビデオキャプチャー PC-SDVD/U2をパソコンに接続したところ。パソコンに直接読み込ませることで、ヘッドマウントカメラや過去のビデオテープ映像のデジタル化を可能にする。

[パソコン]

　パソコンとひと言でいっても、デスクトップパソコンやノートパソコンの違いだけでなく、Windows PC か Apple PC か、CPU や記憶容量の違いなどさまざまなものがあります。ただ、OS やインターネットが快適に動くだけでビデオ編集も快適にできるとは限りません。処理速度の速いパソコンのほうが編集処理も高速で、時間の短縮につながります（表1）。まずは、お手元のパソコンで操作してみて快適であれば問題ありませんが、不満であれば新たなパソコンを用意したほうがいいかもしれません。

とくに FullHD の画質を維持した編集は、最近のパソコンのスペックでも快適にはいきません。また、デジタルテープカメラの編集を行う場合で USB 経由のデータ転送ができない場合は、パソコンに IEEE1394 が必要となります。モニタは大きく高解像度のものがお勧めです。とくに FullHD での編集には 1920 × 1080 以上のものを用意しましょう。記録に HDD を使用する場合は十分な容量を、DVD や BD に保存する場合は書き込み対応ドライブが必要です。

表1　筆者が推奨するパソコンのスペック

	Windows PC	Apple PC	筆者のパソコン
OS	Windows XP 以降	Mac OS X Ver.10.4 以降	Windows 7 64bit
CPU	Core 2 Duo 以降	Core 2 Duo 以降	Core 2 Quad
CPU クロック	2GHz 以上	2GHz 以上	3GHz
メモリー容量	2GB 以上	4GB 以上	8GB
HDD 空き容量	100GB 以上	500GB 以上	約 1TB 以上
ドライブ	DVD-R 書き込み	DVD-R 書き込み	BD-R 書き込み
操作画面	1280 × 800 以上	1280 × 800 以上	1920 × 1200 × 2

[編集ソフト]

　最終保存形態に特殊性がなければ、各 OS に標準搭載されている Windows ムービーメーカーや iMovie で十分ですので、新たに購入する必要はありません。FullHD のビデオ映像の切り貼りのみで BD に保存する場合もビデオカメラに付属するソフトで十分となります。しかし、さまざまな保存形式のビデオファイルに、タイトルやナレーションの挿入、凝った映像の切り替えや色調編集などを行う場合は、高価ではありますが、専門的なビデオ編集ソフトの準備が必要です。筆者は、アドビ システムズ社製ビデオ編集ソフトを使って、色調の補正やテロップの挿入を行って編集していますが、このソフトの操作だけで1冊以上の本ができるほどになるため、本書では基本的な使用法のみを後述します（86頁参照）。興味がありましたら、別に参考書を準備しましょう。

[その他]

　「ナレーションを行う場合はマイクを」「BGM を入れるならば音楽を」と、ニーズに応じた準備が必要となりますので、必要であれば準備しましょう。

編集に向けたパソコンの設定

　Windowsの標準状態では、ファイルの拡張子は表示されない設定となっているため、どのようなフォーマット形式で保存されているのか、わかりづらくなっています。編集時は拡張子が表示されていたほうが便利なことが多いので、表示する方法を説明します（図3〜5）。

　なお、編集の元となるビデオ映像は、編集作業を行うパソコンのハードディスク内にコピーしておくことをお勧めします。

図3　どのフォルダでもかまわないので開く。Windows XPの場合は、メニューバーの「ツール(T)」から「フォルダオプション(O)」を選択する。

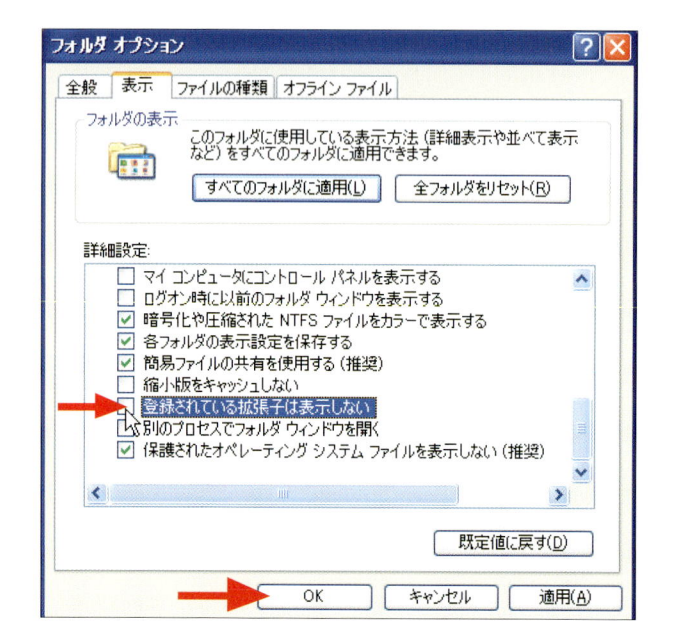

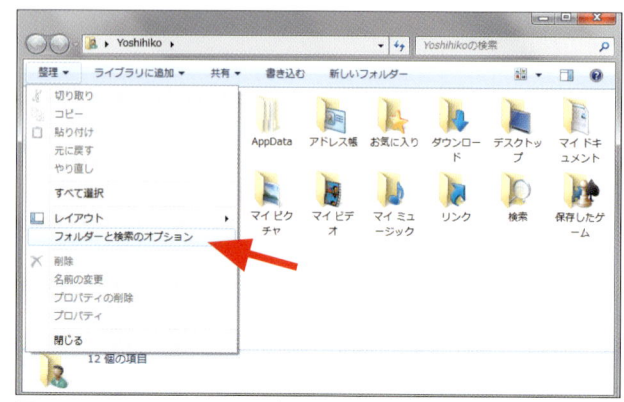

図4　Windows Vista以降は、メニューバーの「整理」から「フォルダと検索のオプション」を選択する。

図5　フォルダオプションのウィンドウが表示されるので、「表示」のタブを選択し、詳細設定のリストの中から「登録されている拡張子は表示しない」のチェックを外し、「OK」をクリックする。

2 Windows ムービーメーカーによる動画編集

　Windows ムービーメーカーは、Windows ME から OS に標準搭載される動画編集ソフトです。Windows XP や Windows VISTA にも搭載され、動画データの取り込みから編集、保存まで比較的容易に行うことができます。しかし、AVCHD 形式で保存された FullHD データの読み書きはできません。DV・HDV・MPEG-2 形式などで作成された動画データを、最終的にプレゼンテーション用のビデオとして保存する場合に、本ソフトの使用をお勧めします。Windows 7 からは標準搭載されなくなりましたが、その代わりに、機能は減った反面 AVCHD 形式の FullHD データの編集ができ、家庭用の DVD プレーヤーでも再生可能な DVD を制作できる Windows Live ムービーメーカーの無償ダウンロードが可能となっています。このソフトは Windows VISTA でもインストールできますが、AVCHD 形式での保存はできず、やはり最終的には HDD などへの保存用か、プレゼンテーション用のビデオとすることを前提にお勧めするものです。ここでは、多くの方が使用していると思われる Windows XP SP2 標準搭載の Windows ムービーメーカー (Ver.2.1) での編集方法について説明します (図6～42)。

1 パソコン内のビデオ映像の読み込み

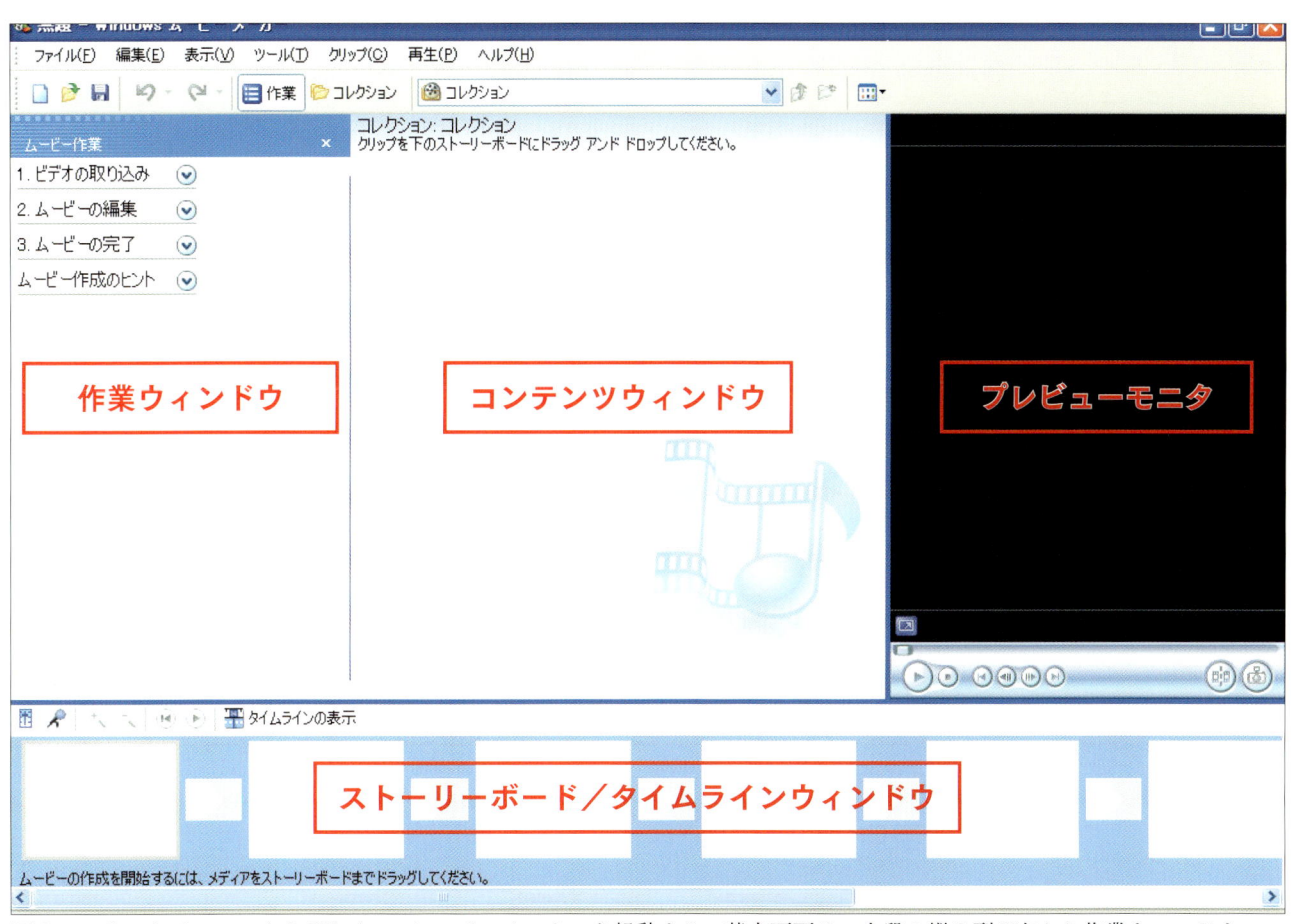

図6　スタートメニューから Windows ムービーメーカーを起動する。基本画面は、上段の縦3列が左から作業ウィンドウ、コンテンツウィンドウ、プレビューモニタとなり、下の帯がストーリーボード／タイムラインウィンドウとなる。

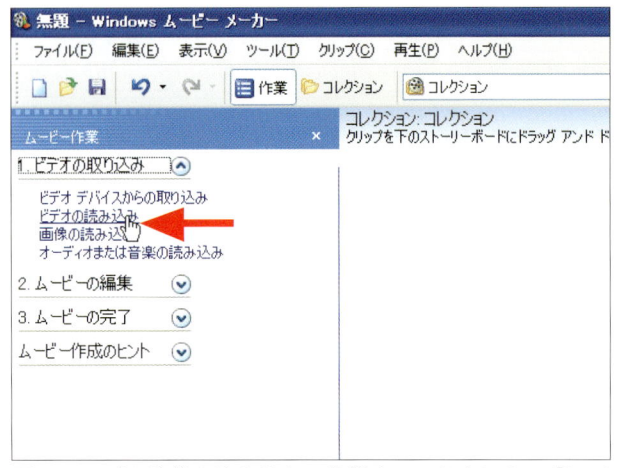

図7　ビデオ映像を取り込む。作業ウィンドウにある「1. ビデオの取り込み」内の「ビデオの読み込み」をクリックする。

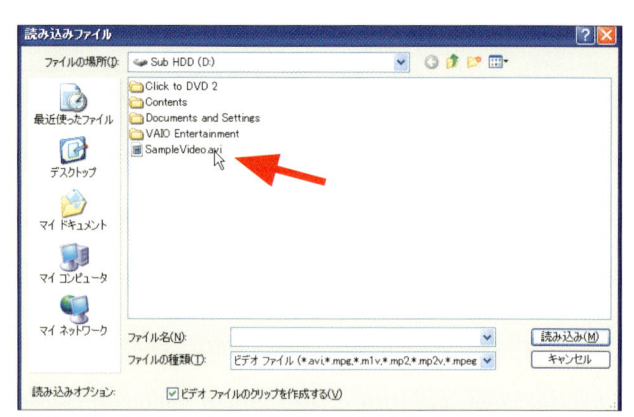

図8　表示されたウィンドウから読み込むファイル(ここでは「Sample Video.avi」というファイル)を選択する。

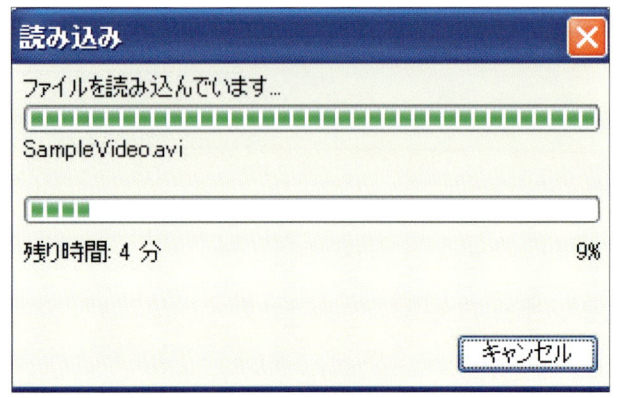

図9　ビデオ映像の読み込みが始まる。

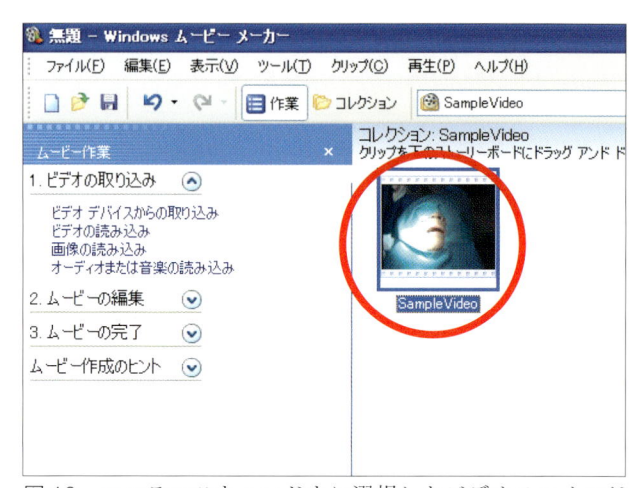

図10　コンテンツウィンドウに選択したビデオファイルが表示され、アイコン化される。いくつものビデオファイルから1つのビデオファイルに編集する場合や、静止画を挿入する場合などは、読み込みを繰り返す。

2　DVなどのデジタルテープカメラからハードディスクへの映像の読み込み

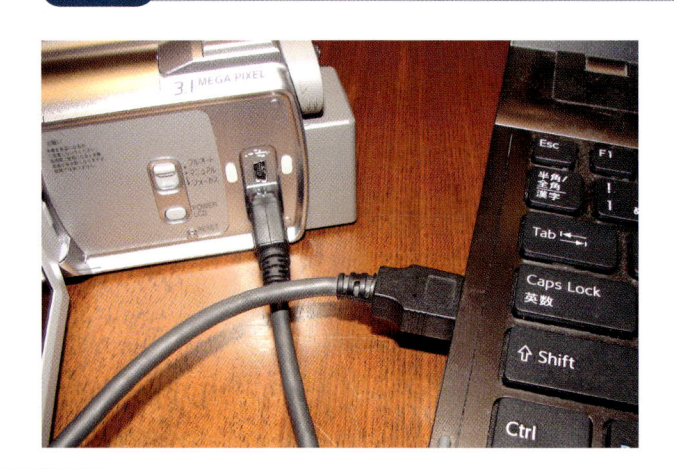

図11　まずカメラとパソコンのIEEE1394端子を対応したケーブルでつなぎ、カメラを再生モードにする。

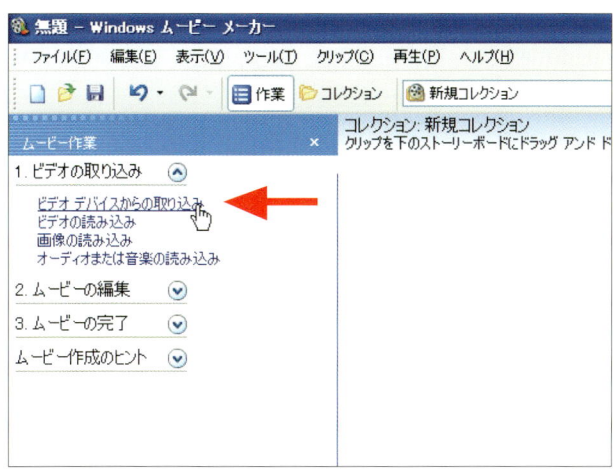

図12 「1.ビデオの取り込み」内の「ビデオ デバイスからの取り込み」を選択する。

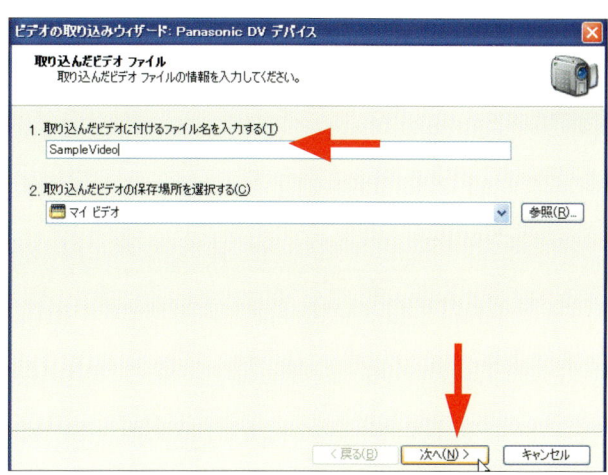

図13 表示されたウィンドウの項目を任意に入力し「次へ(N) >」をクリックする。ここでは「SampleVideo」と入力。

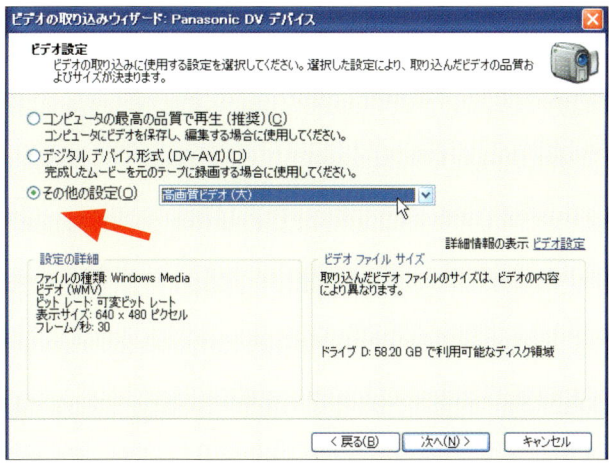

図14 できあがるビデオの設定に関するウィンドウが表示される。できるだけ画像の劣化をさせずに編集したい場合は中央の「デジタル デバイス形式 (DV-AVI)(D)」を選択する。ただし、ファイルサイズが大きくなるため、パソコンの能力が低かったり、余分な記憶領域が少なかったりする場合は「その他の設定 (O)」のリストから「高画質ビデオ (大)」を選択し、「次へ (N) >」をクリックする。

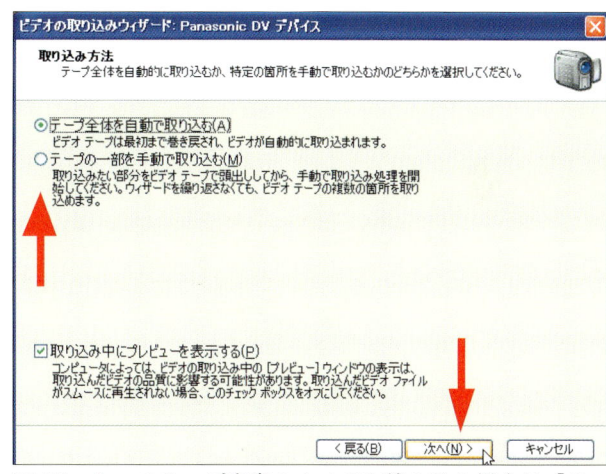

図15 1つのテープ内容のすべてを読み込む場合は「テープ全体を自動で取り込む (A)」を選択し、部分的に読み込む場合は「テープの一部を手動で取り込む (M)」を選択し、「次へ (N) >」をクリックする。ここでは、すべて取り込むように設定。

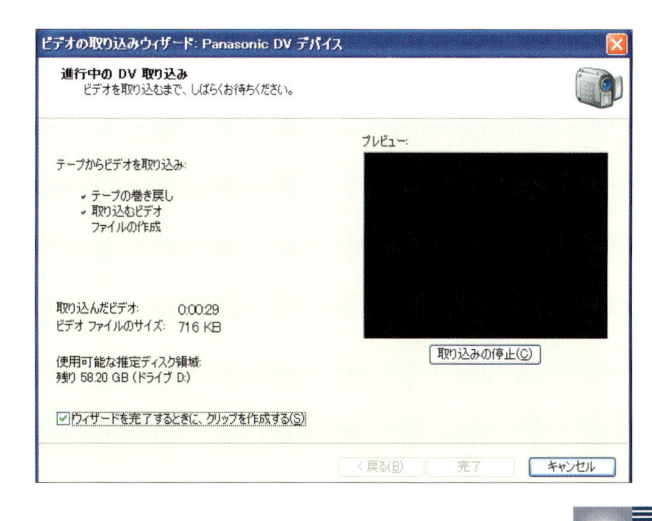

図16 あとは自動的に取り込みが開始され、終了後に「完了」をクリックすると基本画面に戻る。

3 映像の切り貼り

　読み込みが完了したら、次に余分なところを削除して、必要なところだけをつなぎ合わせる作業を行います(図17〜22)。

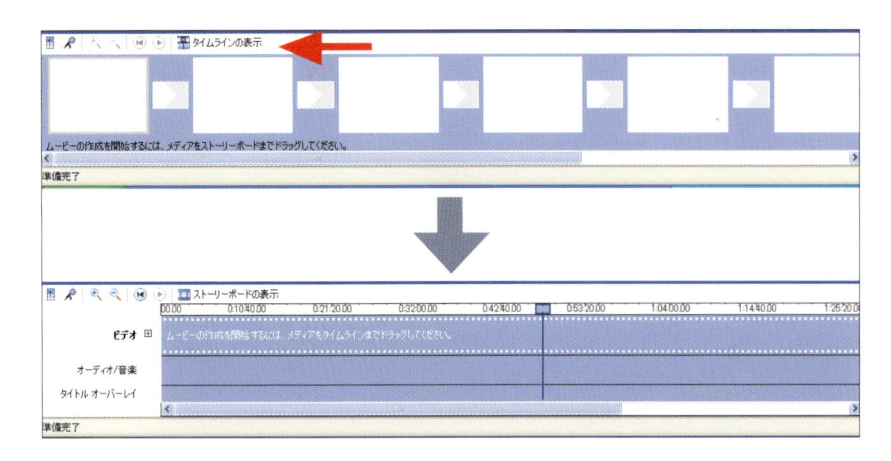

図17　基本画面のストーリーボード／タイムラインウィンドウのバーにある「タイムラインの表示」をクリックすると表示が変わる。タイムラインでは、映画フィルムのようにビデオ映像を時間軸でとらえることができるため、途中で切ることもつなげることも容易となる。

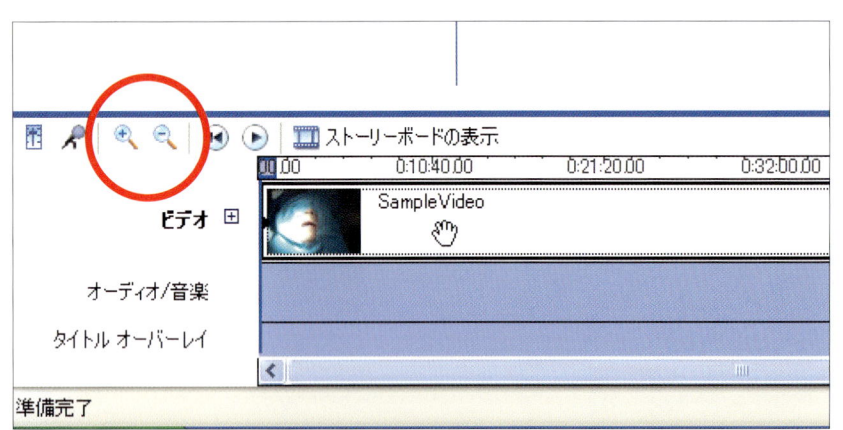

図18　タイムラインの上にコレクションウィンドウのビデオをドラックする。時間軸で表現されたビデオが表示される(これをクリップとよぶ)。時間軸が見づらい場合は、＋／－の虫眼鏡ボタンでサイズを変更する。

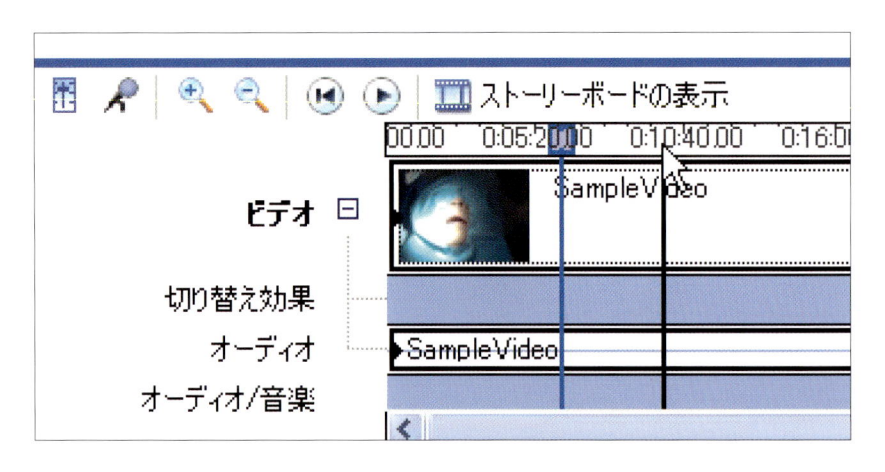

図19　ここからが切り貼り作業となる。表示されているビデオ映像の中で、必要な部分と不必要な部分の境目を見つけて細かく分割していく。プレビューウィンドウを見ながら、タイムラインの時間表示の上で大体の切れ目をクリックする。次に、プレビューウィンドウの再生ボタンやフレーム移動ボタンで正確な分割点を探す。

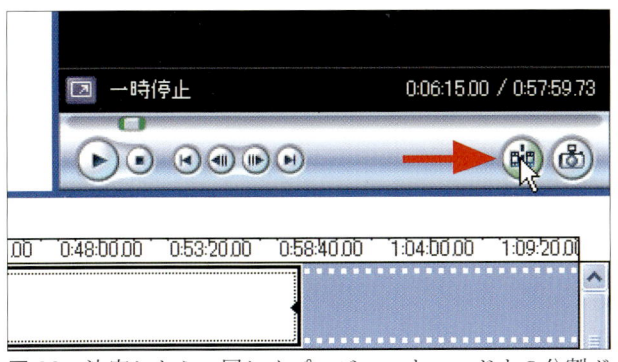

図20 決定したら、同じくプレビューウィンドウの分割ボタンをクリックする。

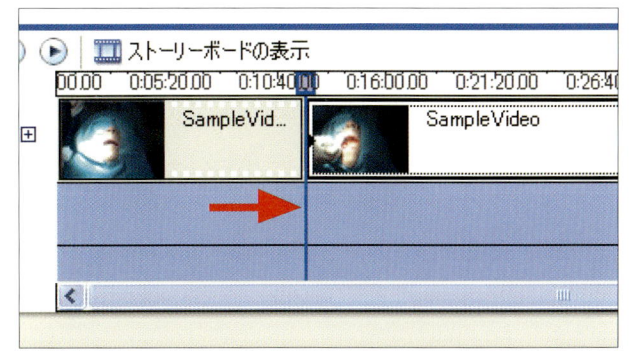

図21 1つの帯状だったクリップに切れ目が入り、複数のクリップに分割される。これを繰り返して、必要な部分と不必要な部分が交互となるように繰り返していく。

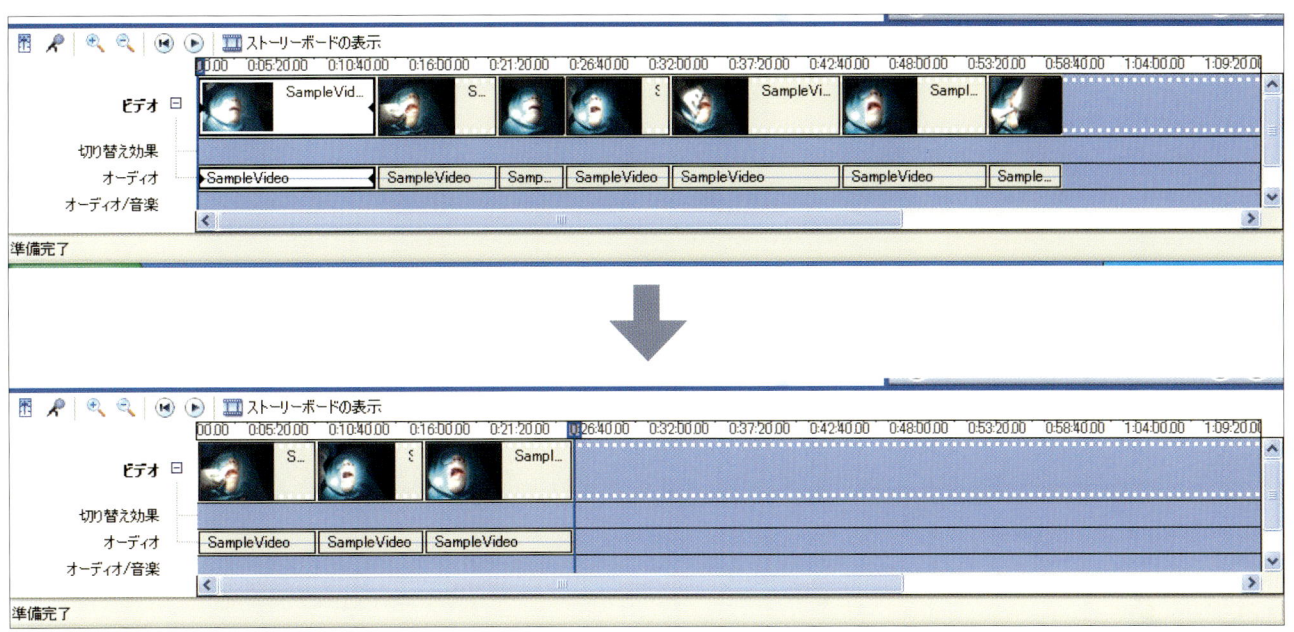

図22 全体的な分割が終わったら、不必要な部分を削除する。タイムラインの不必要なクリップ上で右クリックし、削除を選択するか「Delete」キーを押すと、必要な部分だけが次々と左に移動していく。非常に簡単な作業だが、これで切り貼り作業は終了。

4 編集上の工夫

せっかくですのでちょっと味つけしてみましょう。ここでは、ビデオ開始時に白い画面からだんだんビデオが見えるようにする方法（フェードイン、図23、24）、クリップとクリップの境目に効果をつける方法（図25、26）、タイトル（字幕）・ナレーション・ＢＧＭの挿入法（図27〜38）を紹介します。また、ここで紹介する方法以外にもいろいろな効果の種類がありますので、試してみましょう。

[フェードイン]

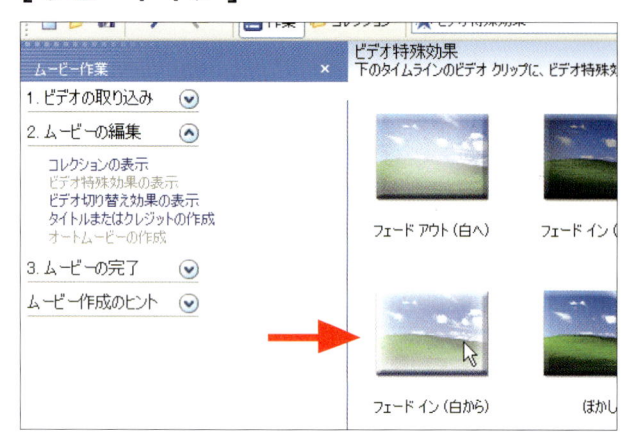

図23　作業ウィンドウの「2．ムービーの編集」内の「ビデオ特殊効果の表示」を選択すると、コンテンツウィンドウに数種類の特殊効果を表したアイコンが表示される。その中で「フェードイン（白から）」をタイムライン上の最初のクリップまでドラックする。

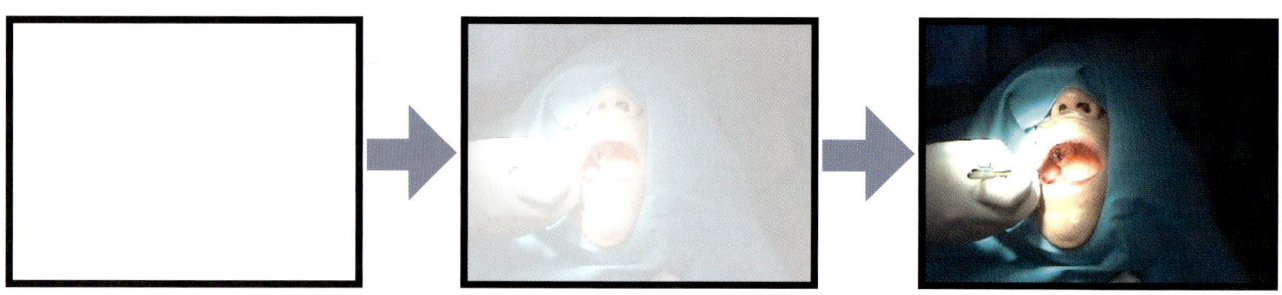

図24　プレビューウィンドウで再生してみると、効果が適用されていることがわかる。

[シャッター効果（クリップとクリップの境目）]

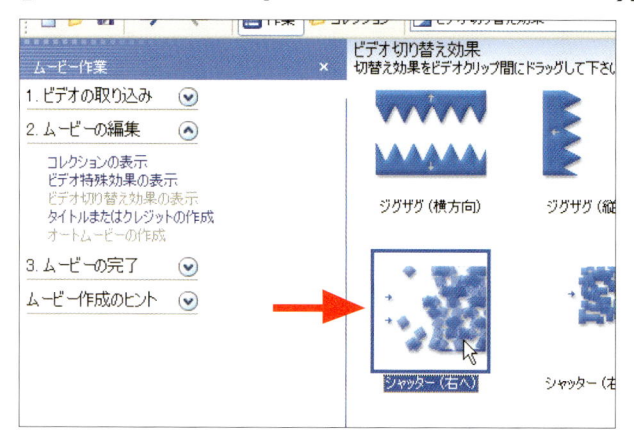

図25　作業ウィンドウの「2．ムービーの編集」中の「ビデオ切り替え効果の表示」を選択すると、コンテンツウィンドウに数種類の切り替え効果を表したアイコンが表示される。その中で「シャッター（右へ）」をタイムライン上のクリップとクリップの境目までドラックする。

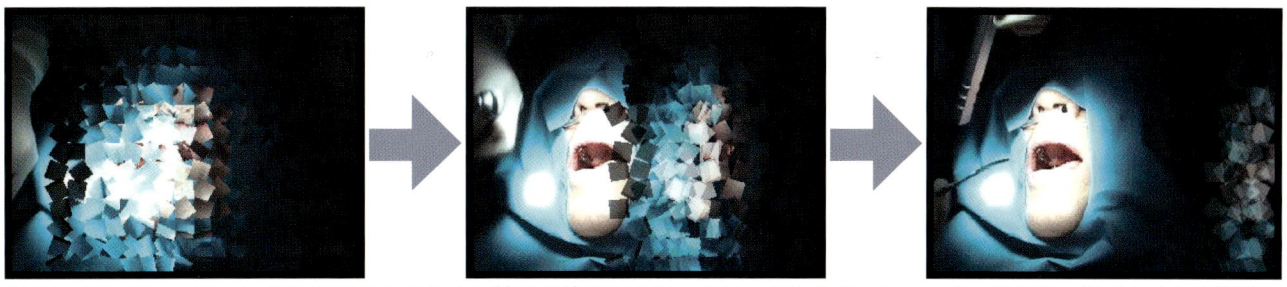

図26 プレビューウィンドウで再生してみると効果が適用されていることがわかる。シャッター効果は、定点カメラで撮影した場合、あまり効果は望めないが、明らかに異なるクリップ同士をつなぐような場合は面白いかもしれない。

[タイトル (字幕)・ナレーション・BGMの挿入]

図27 作業ウィンドウの「2.ムービーの編集」中の「タイトルまたはクレジットの作成」を選択する。

図28 表示が切り替わり、5種類のタイトルが表示される。ここでは、ビデオの途中で解説文章を表示させるため、中央の「タイムラインで選択したクリップにタイトルを追加する。」を選択する。

図29 2つの枠が表示され、上がメインタイトル、下がサブタイトルとなる。「タイトルアニメーションを変更する」をクリックすると、さまざまなタイトルスタイルが選べる。ここでは、メインタイトルに「骨の填入」、サブタイトルに「移植骨を填入しオステオトームで槌打する」と入力。

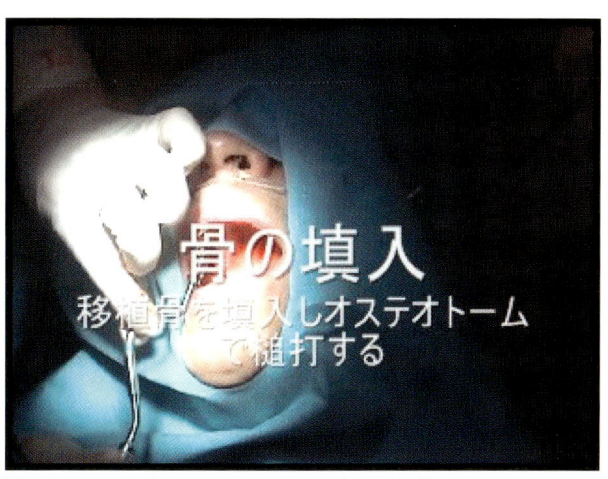

図30 このようにタイトルがビデオ上に現れる。

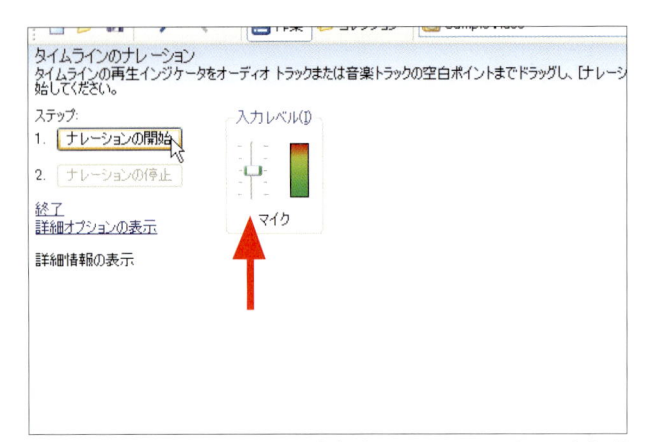

図31 さらにナレーションを加える。パソコンにマイクがあることを確認した後、タイムラインでナレーションを開始したいシーンを選択し、タイムラインメニューバーからマイク型アイコンの「タイムラインのナレーション」を選択する。この段階でリハーサルを行い、入力レベルが赤を超えない範囲で調節する。

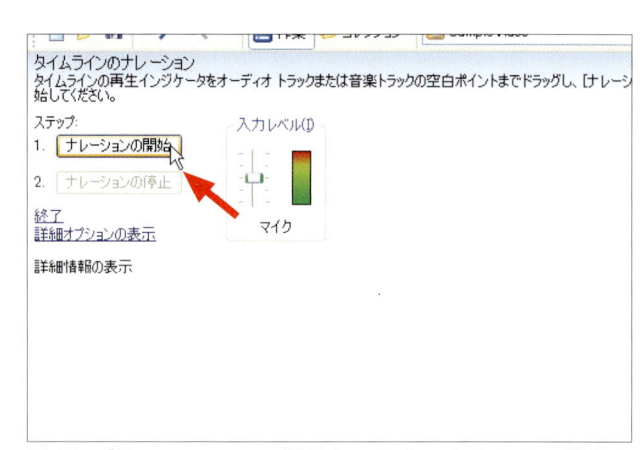

図32 「ナレーションの開始」のクリックとともに録音が始まるので、プレビューウィンドウを確認しながら発音し、終了時は「ナレーションの停止」をクリックする。

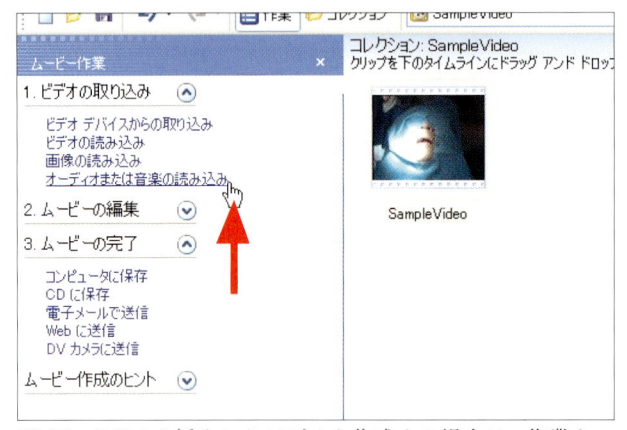

図33 BGMを挿入したビデオを作成する場合は、作業ウィンドウの「1. ビデオの取り込み」中の「オーディオまたは音楽の取り込み」を選択する。

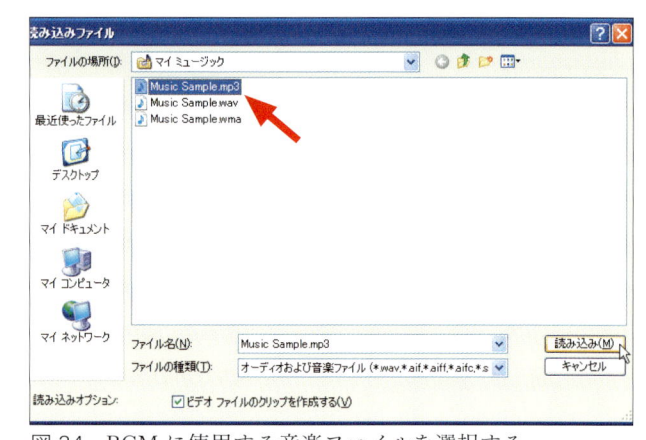

図34 BGMに使用する音楽ファイルを選択する。
※費用の発生しない場所で使用する場合でも、著作権の存在する曲は使用料が発生するので、BGMに使用する音楽はライセンスフリーの曲が勧められる。

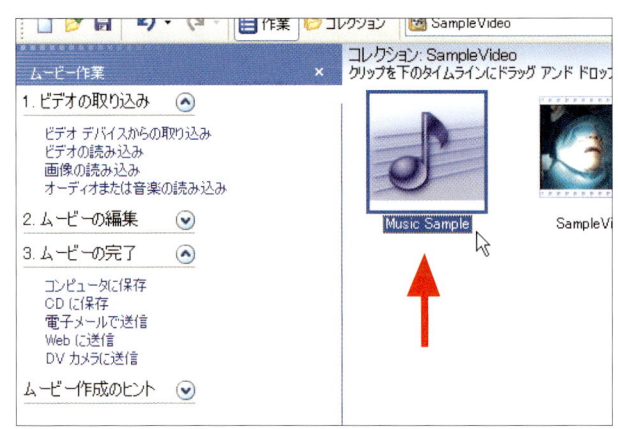

図35 コレクションウィンドウに選択した音楽ファイルが表示される。

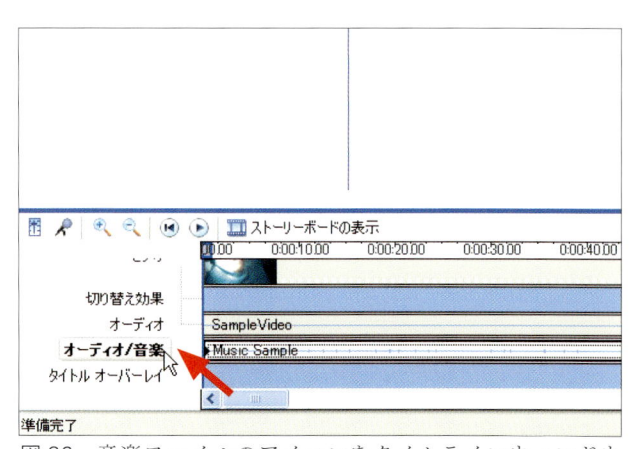

図36 音楽ファイルのアイコンをタイムラインウィンドウの「オーディオ/音楽」までドラッグ&ドロップする。

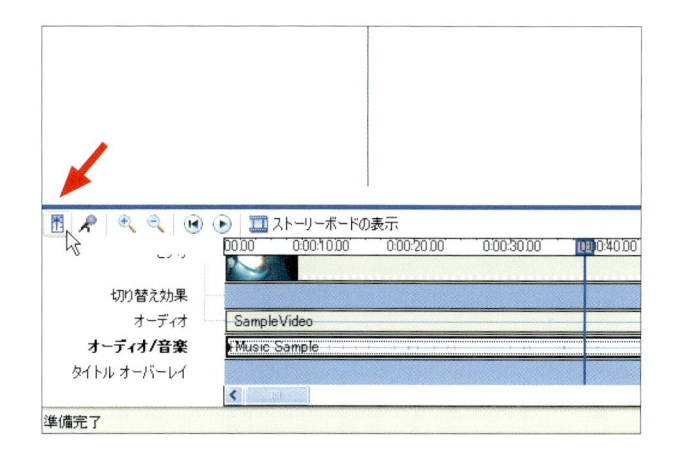

図37　ビデオに含まれる音声と音楽のボリュームのバランスを整えるにはタイムラインウィンドウの左上にあるオーディオレベルのボタンをクリックする。

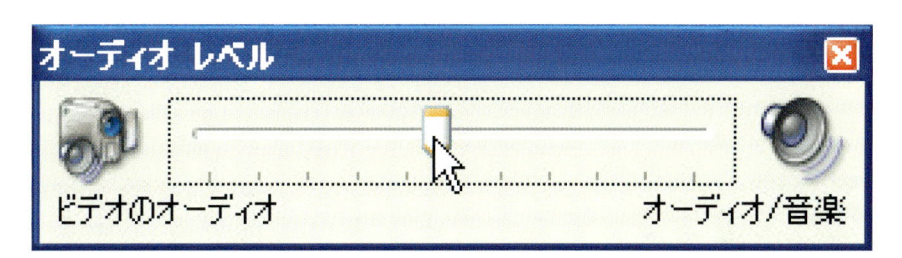

図38　スライドを調節して音量のバランスをとる。

5　ビデオファイルの作成

最後に変更を加えた内容で、最終的なビデオファイルを作ります（図39 ～ 42）。

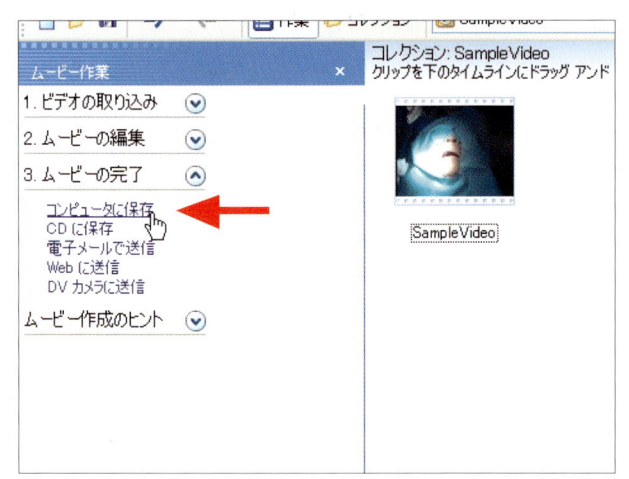

図39　作業ウィンドウの「3．ムービーの完了」内にある「コンピュータに保存」を選択すると、ムービーの保存ウィザードのウィンドウが表示される。

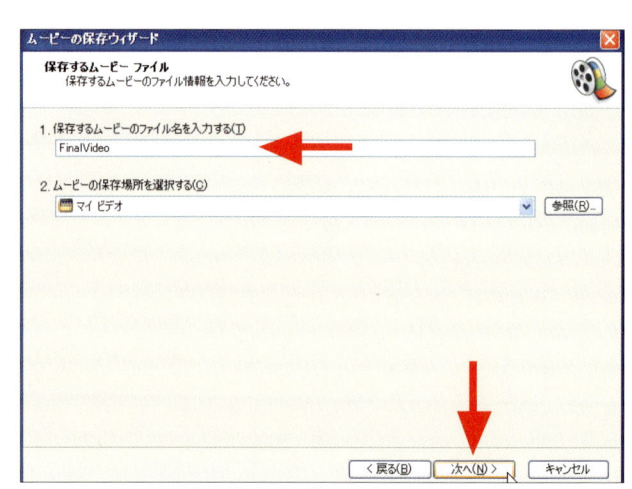

図40　ファイル名と保存場所を任意で入力し「次へ(N) >」をクリックする。ここでは例として「FinalVideo」と入力。

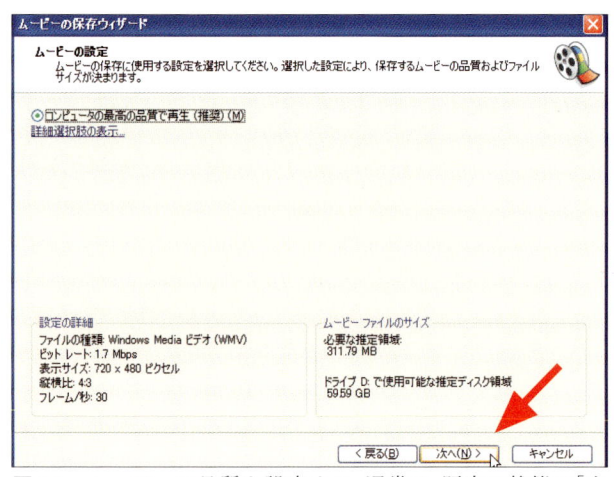

図41　ムービーの品質を設定する。通常は、既定の状態で「次へ (N) >」をクリックする。

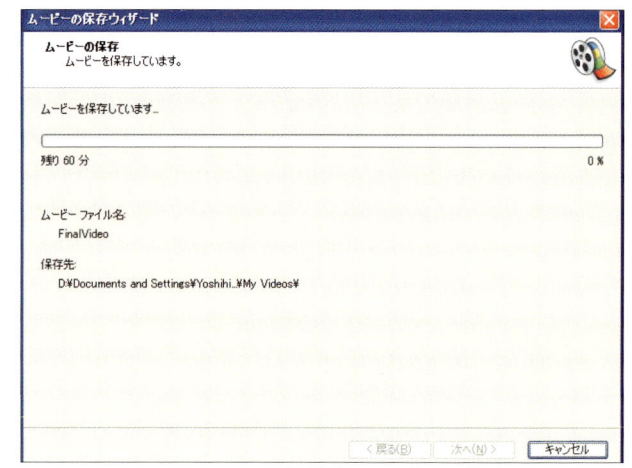

図42　あとはパソコンが自動的にビデオを作成する。できあがったらイメージどおりの仕上げになったか確認し、そうでなければ、効果や設定などを試行錯誤しながら、いろいろと練習してみる。

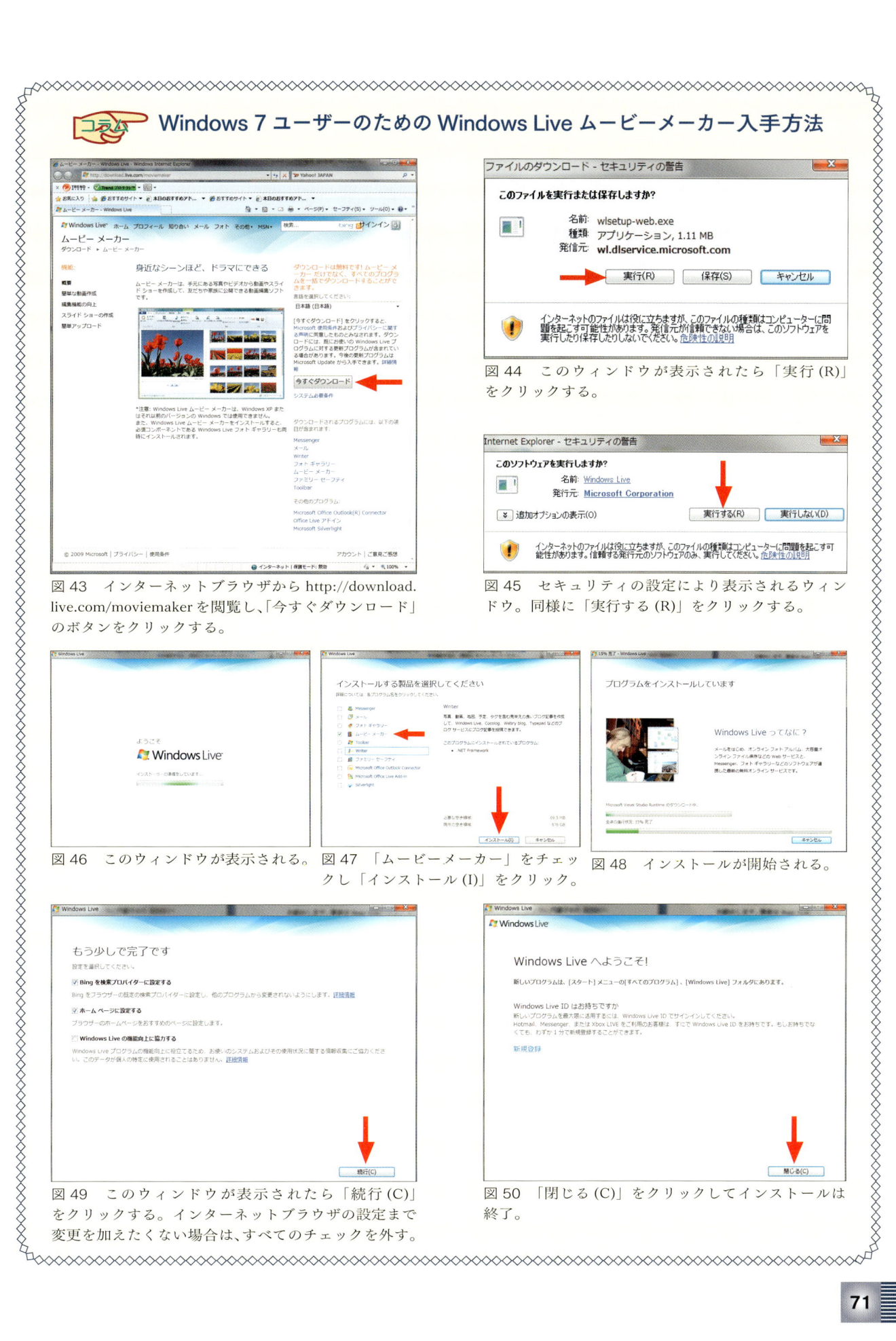

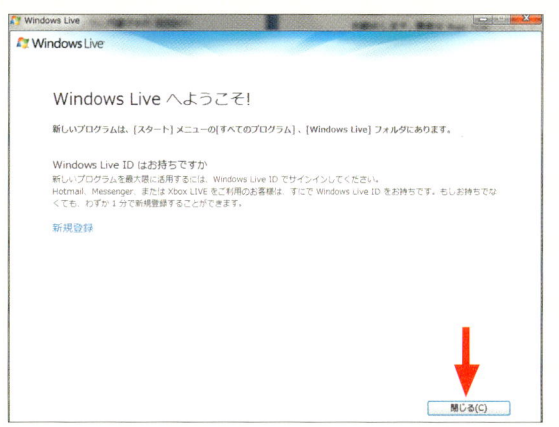

コラム Windows 7 ユーザーのための Windows Live ムービーメーカー入手方法

図43 インターネットブラウザから http://download.live.com/moviemaker を閲覧し、「今すぐダウンロード」のボタンをクリックする。

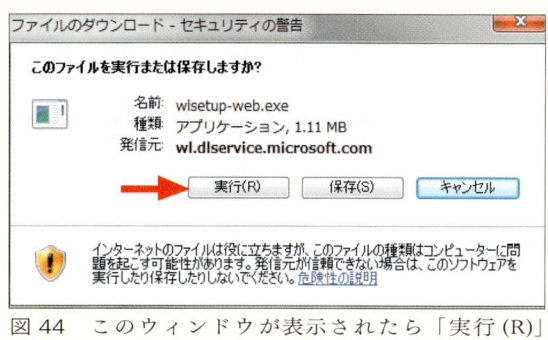

図44 このウィンドウが表示されたら「実行(R)」をクリックする。

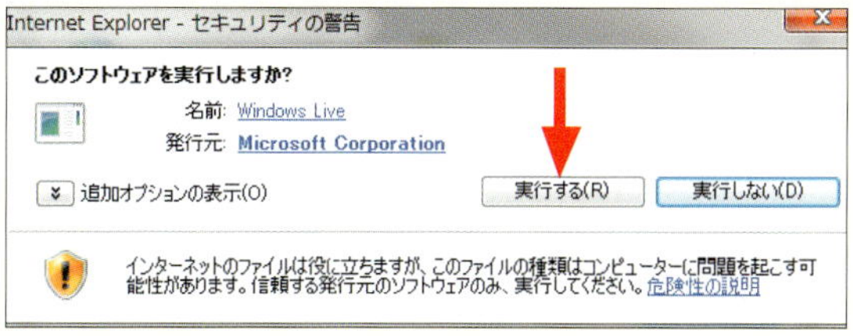

図45 セキュリティの設定により表示されるウィンドウ。同様に「実行する(R)」をクリックする。

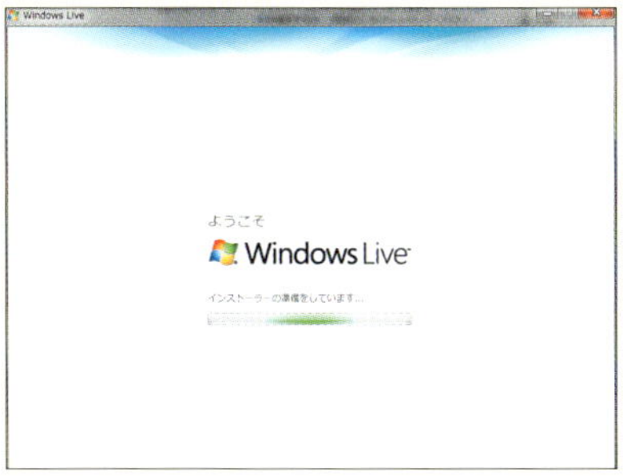

図46 このウィンドウが表示される。

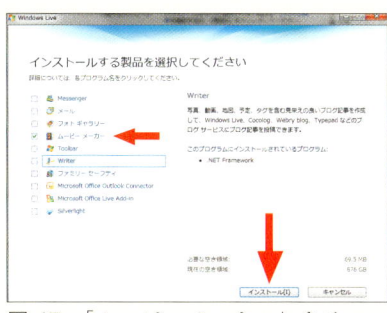

図47 「ムービーメーカー」をチェックし「インストール(I)」をクリック。

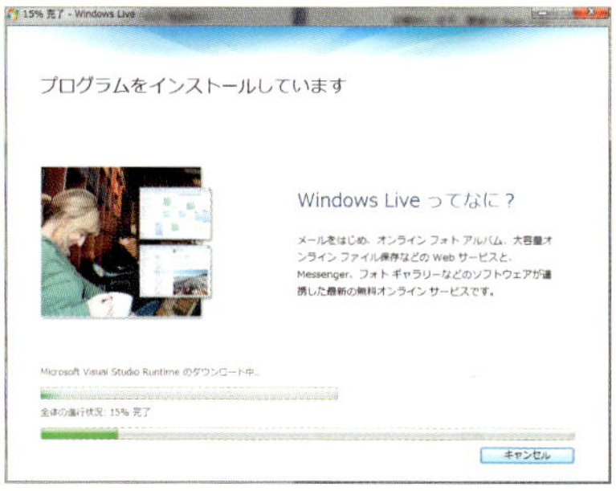

図48 インストールが開始される。

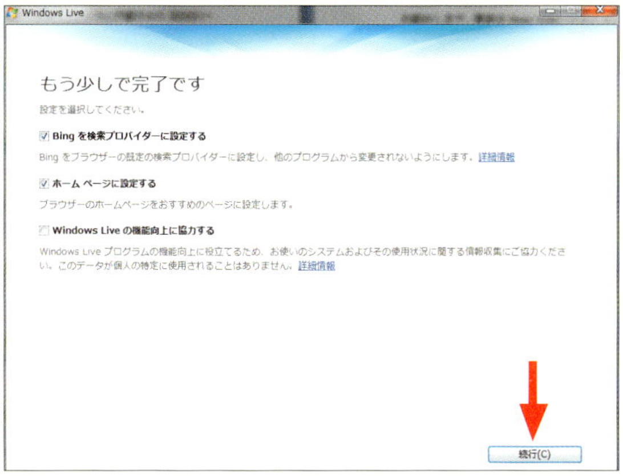

図49 このウィンドウが表示されたら「続行(C)」をクリックする。インターネットブラウザの設定まで変更を加えたくない場合は、すべてのチェックを外す。

図50 「閉じる(C)」をクリックしてインストールは終了。

3　Apple PCによる動画編集

　AppleのPC(図51、52)で動画ファイルを取り込み、編集することはもちろん可能で、Appleらしいわかりやすいユーザーインターフェイスによる操作が特徴です。Apple PC(かつてはMacintoshコンピューターとよばれた。通称Mac)による動画のプレゼンテーションへの応用について、筆者は経験が長く、1990年代の初めには、Quadra950にRadiusのビデオキャプチャーボードをつないで、アナログ録画のビデオをアドビ システムズ社のAdobe®Premiere®でデジタル変換しながら取り込み、遅いCPUと容量の小さいハードディスクをだましだまし使って編集していました。取り込みに半日かかることも稀ではなく、それでも29.97fps(flame per second：毎秒の画像表示数)で何とかみるに耐えるスムーズな動きの手術動画を編集し、プレゼンテーションに使用したときは、われながら感動したのを昨日のことのように覚えています。

　時代は進歩し、動画ソースはデジタル化され、PCのCPUは高速化し、ハードディスクもGIGAバイトやTERAバイトの時代になり、動画の編集環境は誰にでも手軽にできるものになりました。しかし、PC業界を二分するWindows OSとApple(コンピューター)の間に存在する不統一性は、ユーザーにとっては相変わらずのストレスです。ただ、動画を扱い、編集やユーザー間での幅広い相互利用を考えると、Apple単独では機会が限定されてしまうのも事実です。やはり、動画を扱うのであれば、WindowsとAppleの二刀流をお勧めしたいです。

　現在のApple PCのCPUはインテル製プロセッサを搭載していますので、Apple PC上でWindows OSを走らせることが可能です。Mac OS X Snow Leopardに標準搭載(アプリケーションフォルダの中のユーティリティーフォルダ内にあるBoot Campアシスタントアプリケーションでインストール可能)のBoot CampでMac OSとWindows OSを切り替えて起動することもできます。あるいは、VMware fusion(http://www.vmware.com/jp/products/fusion/)かParallels Desktop 5 for Mac(http://www.parallels.com/jp/products/desktop/)などの仮想化ソフトをインストールすれば、いちいち再起動せずにシームレスにWindows OS搭載マシンとして、Windows用アプリケーションを動かすことができます(ただし、別途Windows 7を購入する必要があります)。Apple PC 1台でWindows OSを同時に使用できるメリットは、非常に大きいです。Macユーザーには、ぜひ導入をお勧めします。なお、筆者はBootCampは使用せず、VMware fusionにWindows 7を走らせ、マイクロソフトのOfficeやSimPlant、あるいは後述のビデオフォーマット形式変換ソフトなどのWindowsソフトを利用しています。

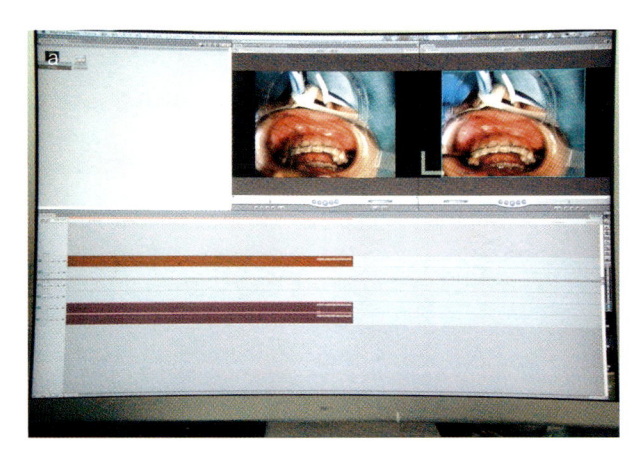

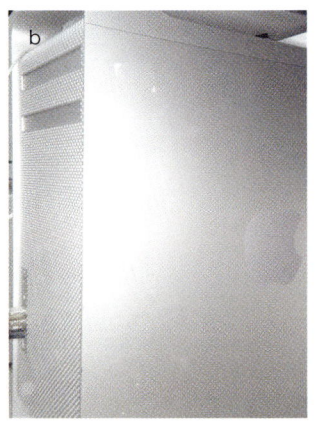

図51 a , b　筆者がビデオ編集に使用しているApple PC。大学ではMacPro(8-Core; 2.4GHz クアッドコア Intel Xeon 2基搭載)にApple Cinema HD Display(30インチ)を接続して使用している。2 TBの外付けHDD 2基を接続し、ストレスのないビデオ編集が可能である。

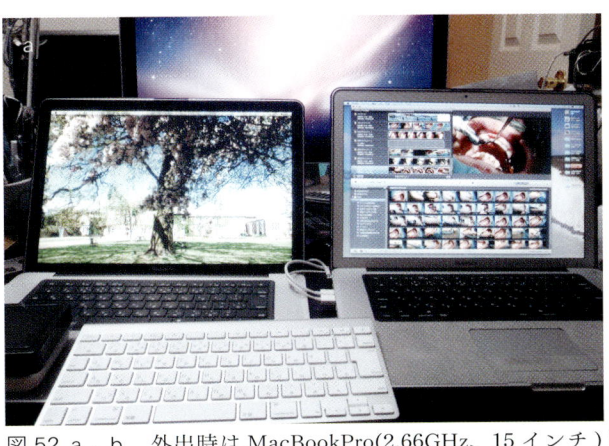

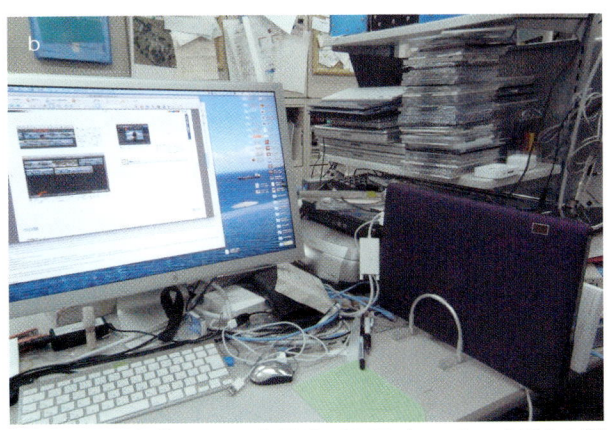

図52 a , b　外出時は MacBookPro(2.66GHz、15インチ)を携帯する (a)。内蔵 HDD の容量は 500GB なので、ビデオの編集は 500GB の外付け HDD を連結して行っている。ディスプレイ画面がやや小さいので、複雑なビデオの編集にはストレスがある。Apple LED Cinema Display(27インチ)が大学と自宅にもあり、MiniDisplayPort を介して MacBookPro と接続すればビデオ編集もしやすい。MacBookPro は電源を入れたままフタを閉じるとスリープモードになるので、そのままの状態で Apple LED Cinema Display と接続すると、クラムシェルモードでモニターが起動する。ただし、別に BrueTooth で接続するワイヤレスキーボードも必要である。

1 Windows PC で取り込み・作成したムービーファイルの再生

　Windows PC の動画を含めたマルチメディアフレームワーク、すなわち動画や音声などのマルチメディアを扱うためのソフトウェアが Windows Media Player です。多くの動画ソフトの再生アプリケーションとして汎用されている Windows Media Player は、以前の標準であった動画用ファイルフォーマット Audio Video Interleave(AVI) ファイル形式や後継の Advanced Systems Format(ASF) ファイル形式の Windows Media Video(WMV)、MS-MPEG4 コーデック (データの圧縮機能のこと) の再生が行える Windows 標準搭載の再生ソフトです。これに対する Apple の動画や音声などのマルチメディアを扱うためのソフトウェアは Quicktime となります。

　そこで、Windows PC で作成された動画データを Apple PC で再生したり、編集したりする場合は、フォーマットを Quicktime 形式に変換する必要がありますが、筆者は AVS Video Converter Ver.7(http://www.avs4you.com/index.aspx) を頻用しています (単年使用ライセンス料：39米ドル、無制限使用ライセンス料：59米ドル)。このソフトでは、表2に掲げる多種の動画ファイルを変換することができ、大変便利です。変換には Windows PC が必要で、OS は Windows Vista 以上が推奨されています (図53)。もちろん、仮想化ソフトがインストールされている Apple PC で動作可能です。

表2　AVS Video Converter Ver.7 でフォーマットの変換ができるファイル形式

Read(読み込み可)	Write(書き込み可)
HD Video(inc. Blu-ray video, AVCHD, MPEG-2 HD and WMV HD),AVI(DivX, Xvid, etc),DV AVI,MP4(inc. Sony PSP, Apple iPod and Archos),WMV, 3GP, 3G2, QuickTime (MOV, QT), DVD, VOB, VRO, MPEG-1・2・4, TOD, MOD, MPG, DAT, VCD, SVCD, Real Video (RM, RMVB), ASF, ASX, MJPEG, H.263, H.264, DVR-MS, MKV, OGM, FLV, F4V, AMV, MTV, TS, M2TS, M2T, MTS, DPG, NSV, FLI, FLC, CDG, PPT, GVI, TRP, GIF	HD Video (inc. Blu-ray video, AVCHD, MPEG-2 HD and WMV HD), AVI (DivX, Xvid, etc), MP4 (inc. Sony PSP, Apple iPod and Archos), WMV, 3GP, 3G2, QuickTime (MOV, QT), SWF, FLV, F4V, DVD, MPEG-1・2・4, MPG, MJPEG, H.263, H.264, MKV, MPEG-1 DPG, AMV, MTV, GIF, TS, M2TS

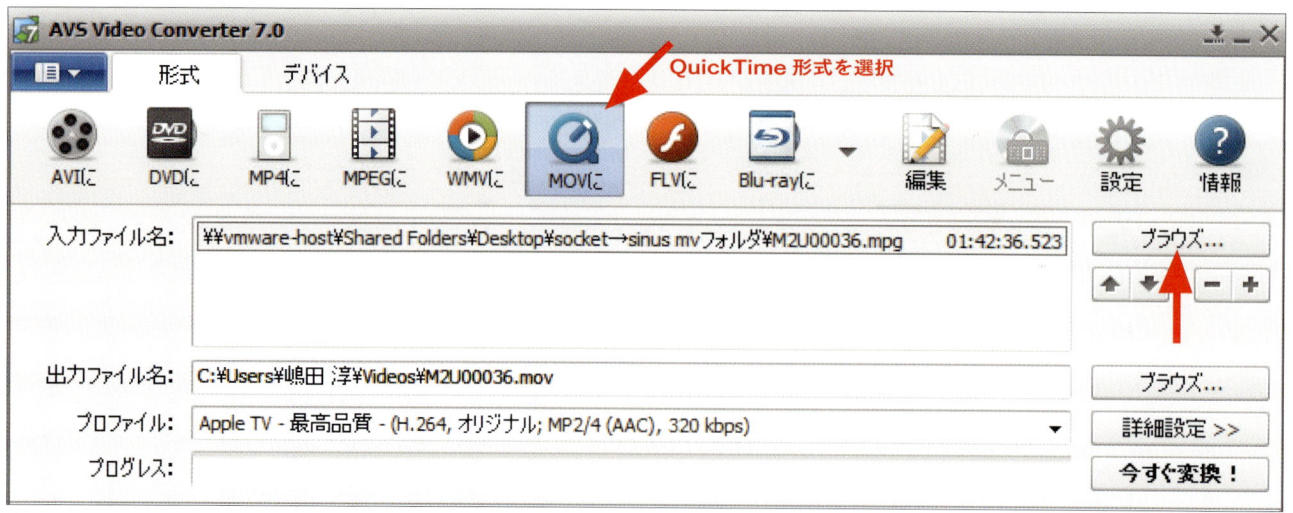

図53　AVS Video Converter 7.0 で MPEG 形式のサイナスリフト動画を Quicktime 形式のファイルに変換するための入力画面。「形式」から出力ファイル形式を選択する。次いで、入力ファイルメニューの欄の「ブラウズ」ボタンで変換元ファイルを選択する。出力ファイル形式とファイル名は、下の「ブラウズ」ボタンからでも設定できる。「デバイス」ボタンからは iPhone や BlackBerry などのスマートフォンで自作の動画を配信したり、YouTube などにアップする際のデータファイル形式への変換にも使用できる。

2　アナログビデオ画像の取り込み

　コンポジットビデオ、S ビデオ (S-VHS) などのアナログ画像の場合は、Windows PC と同様に専用のビデオキャプチャーデバイス (図 54) を用いて、デジタル化させる必要があります (図 55 ～ 59)。

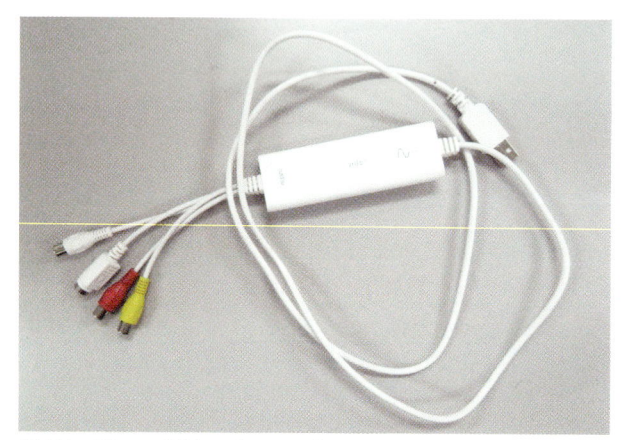

図54　Elgato Video Capture(http://www.elgato.com/elgato/na/mainmenu/products/Video-Capture/product1.en.html)。VHS などのアナログソースを USB 端子を介してデジタル保存するビデオキャプチャーデバイス。ビデオキャプチャーデバイスの黄、赤、白のコンポジットビデオ・音声端子をビデオ、DVD、BD レコーダーなどの同色端子口に接続する。Appple PC 側には USB 端子を接続する。

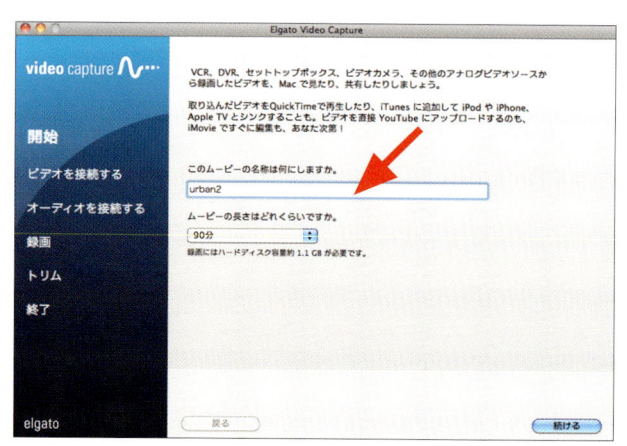

図55　Elgato Video Capture を起動し、ムービーのタイトル名を入力する。

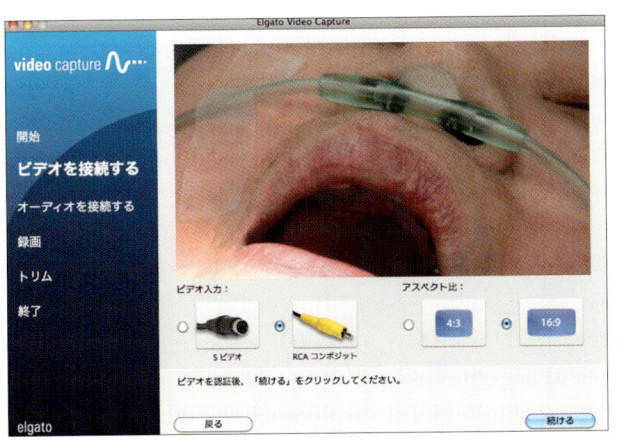

図56 開始ボタンを押すと自動で取り込みが開始される。たとえば取り込み時間をソースのビデオの長さに応じて120分に設定しておけば、2時間後、自動的に取り込みは停止する。最後に画面上のスライダーを動かしてトリミングを行うことができる。

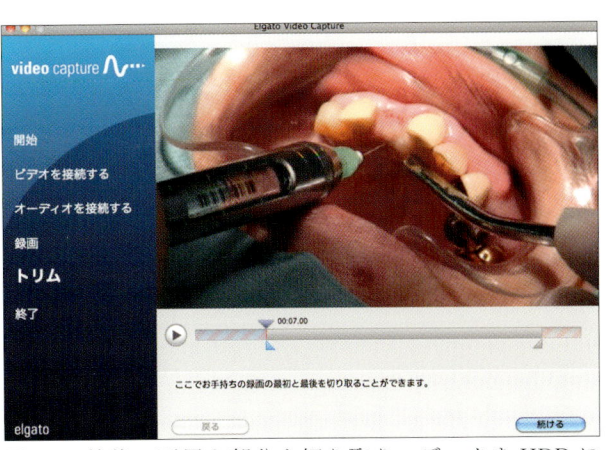

図57 前後の不用な部分を切り取り、データをHDDに保存する。必要なHDD容量は90分で約1.1GBである。ムービーはQuicktime形式で保存することも可能であるし、YouTubeアップロード用に変換することもできる。

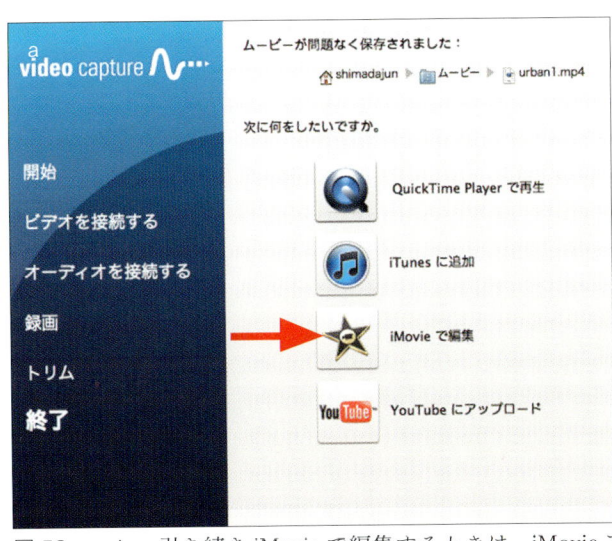

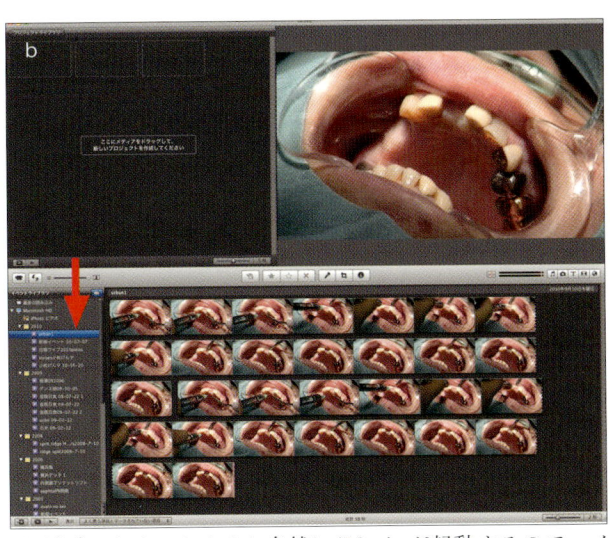

図58 a, b 引き続きiMovieで編集するときは、iMovieアイコンをダブルクリックすると自然にiMovieが起動するので、イベントライブラリから今取り込んだムービーを選択する。

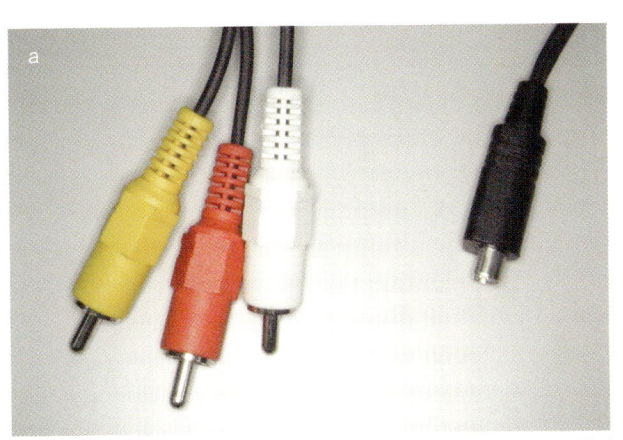

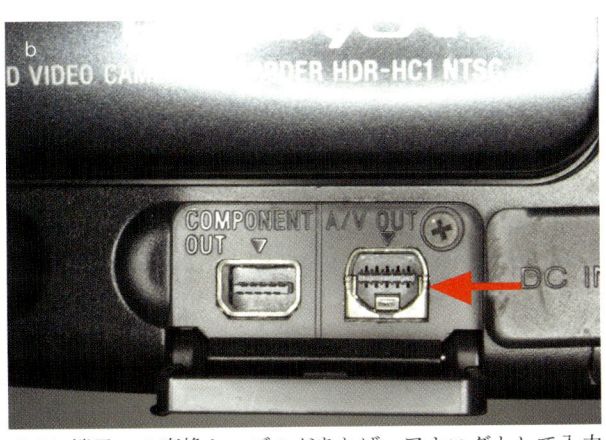

図59 a, b デジタルハイビジョン(HD)カメラからの取り込みもRCA端子への変換ケーブルがあれば、アナログとして入力し、取り込むことができる。a：RCA端子への変換ケーブルとb：カメラ側の接続端子。

3 iMovieによるデジタルビデオカメラからの画像の取り込み・編集

　デジタルムービーカメラ、デジタルハイビジョンムービーカメラに記録されているデジタルムービーの場合は、iLifeソフトウェアに同梱されているApple社の純正ソフトiMovie(http://www.apple.com/jp/ilife/imovie/)を用いて取り込みます（図60〜68）。miniDV、HDカメラ、DVDカメラ、SDカードなど、いずれの記録媒体からでも取り込むことが可能です。

※本書に掲載のiMovieの使用法は「iMovie'09」のものです。最新バージョンは「iMovie'11」（2010年10月発売）ですが、変更点はプロジェクトライブラリに複数のプロジェクトが同時に表示できるようになったことなどで、操作法に大きな変わりはありません。

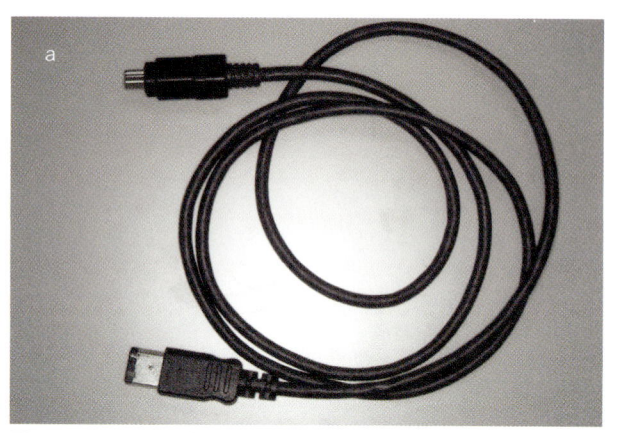

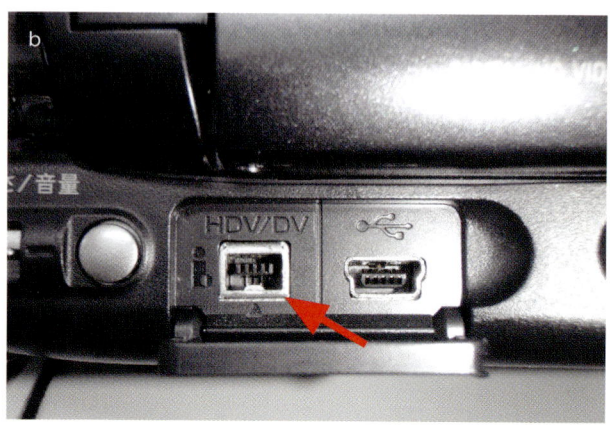

図60 a , b　ビデオカメラのDVないしHD端子とApple PCとは、USB端子あるいはIEEE1394(i-Link あるいは Firewire) 端子で接続する。a：ビデオカメラとApple PCとの接続ケーブルとb：カメラ側の接続端子。

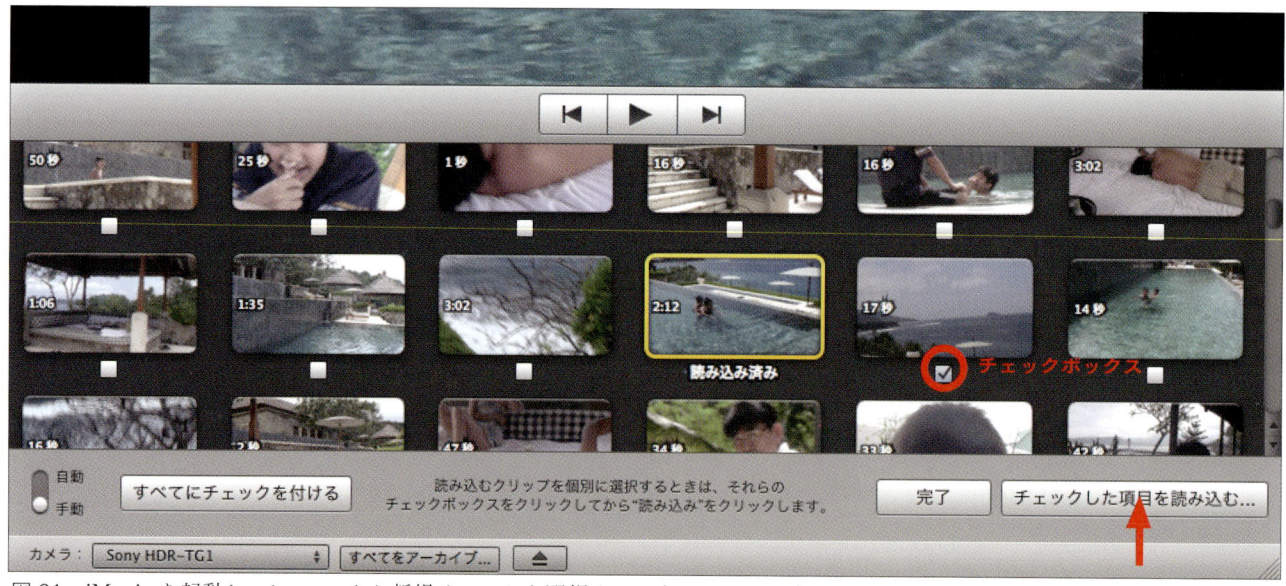

図61　iMovieを起動し、メニューから新規イベントを選択する。次にイベント名を入力する。IEEE1394でカメラを接続すると、自動的に取り込み画面が起動する。あるいは、カメラ選択メニューから接続したカメラを選択する。各クリップの下に選択ボックスがあるので、読み込みたいクリップのチェックボックスをクリックして選択し、「チェックした項目を読み込む…」ボタンをクリックする。

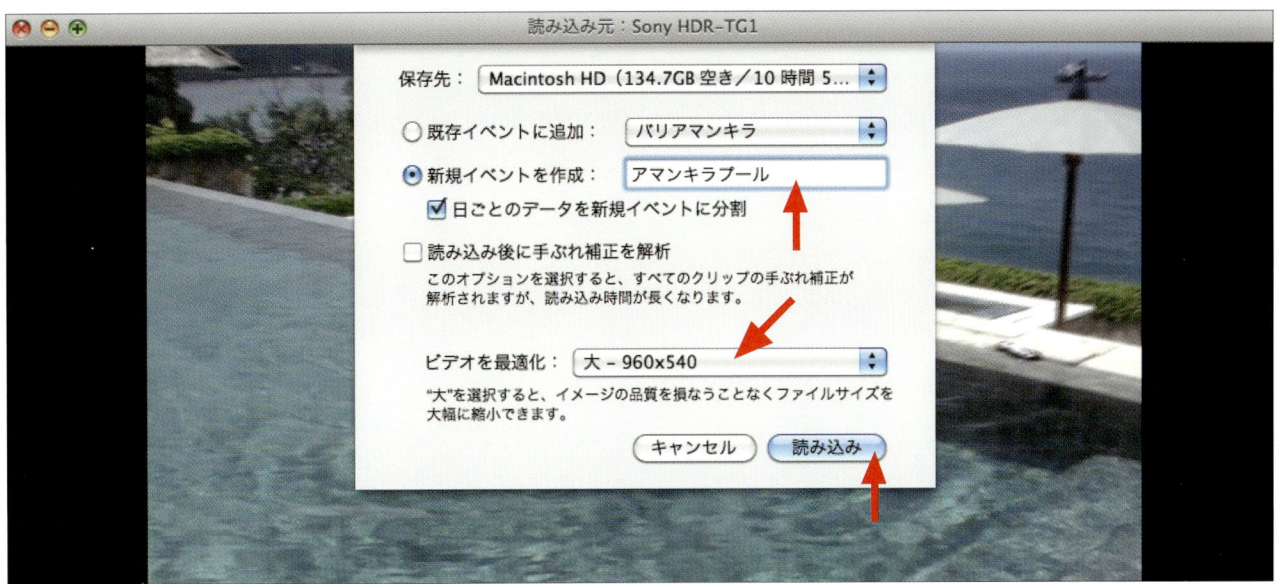

図62 イベントの名前と画像のサイズを聞いてくるので、名前を入力し、サイズは自分の Apple PC のスペックに応じたサイズを選択する。HD ビデオカメラで撮影した画像は、「最大」で読み込むと 1920 × 1080 のフルハイビジョン動画として保存されるが、Apple 用 DVD ビデオはこの大きさのピクセルには対応してないので、「大 -960 × 540」を選択するほうが、Web 公開や DVD 作成などへの応用がしやすい。サイズを選択したら「読み込み」ボタンをクリックし、キャプチャーを開始する。

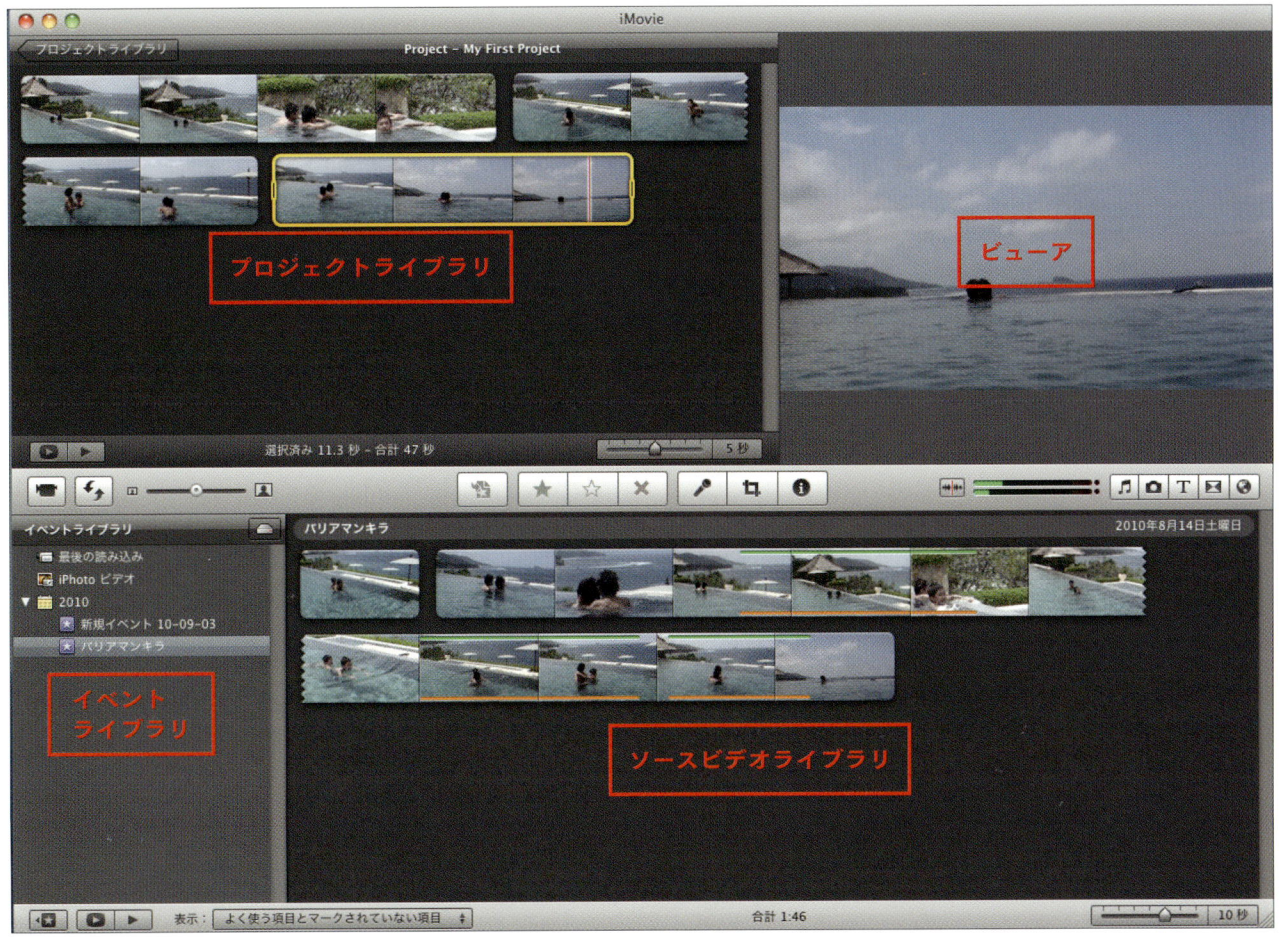

図63 iMovie の編集取り込み画面。画面は上下に分かれていて、上段は左からプロジェクトライブラリとビューア、下段は左からイベントライブラリとソースビデオライブラリとなっている。

77

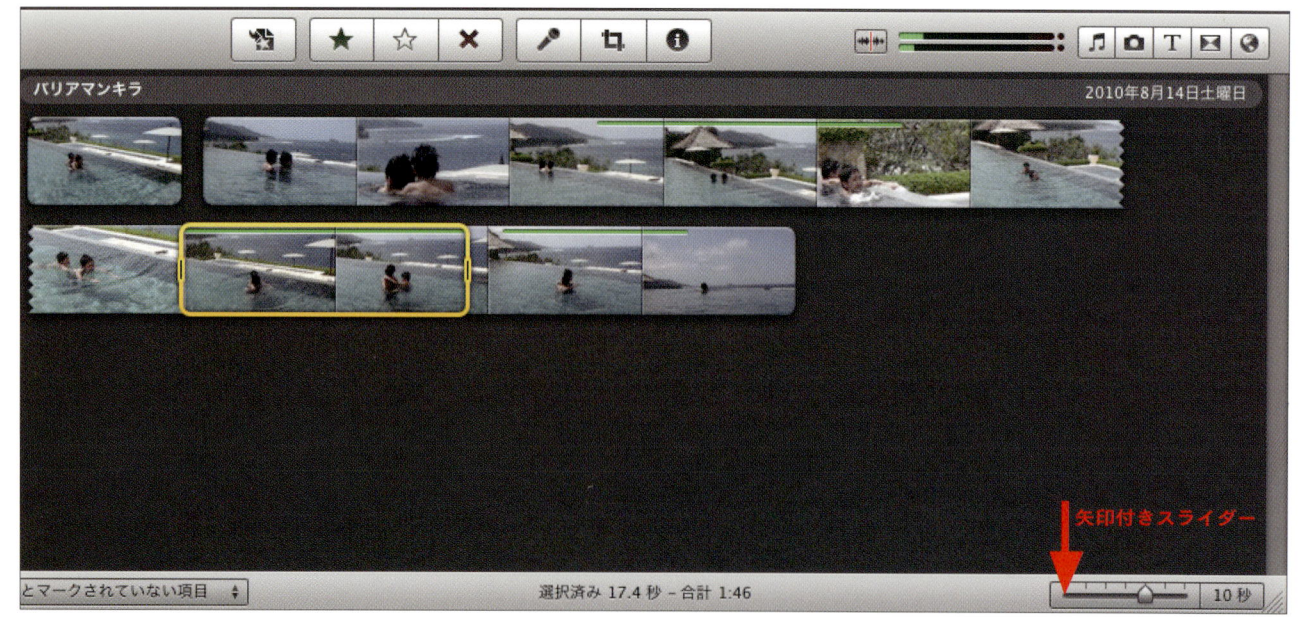

図64　編集したいイベントをライブラリから選択すると、イベントブラウザの右画面のイベントライブラリに取り込んだ動画のシーンがサムネイル表示される。サムネイルあたりのフレーム数の調整は、右下の矢印付きスライダーを左右にドラッグして行う。見たいシーンを早く探したいときは右に、詳細に選択をしたいときは左にドラッグする。ブラウザのフィルムストリップ上でマウスを動かすと、フィルムストリップとビューアのイメージが動くので、容易に見たいシーンを探すことができる。フィルムストリップ上に再生されている部分が赤の線で表示されるので、クリップのどこを今見ているかが判断できる。

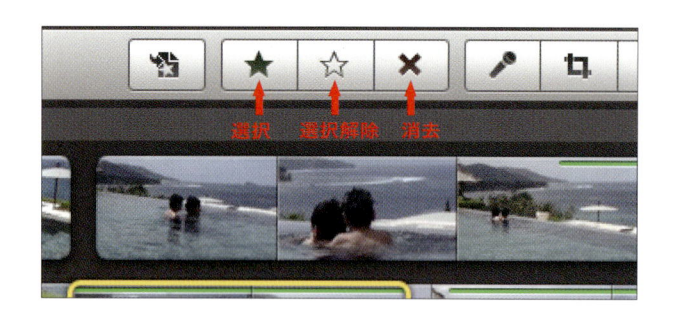

図65　スペースバーを押すと選択した箇所から自動再生が始まる。選択したいシーンは、マウスでフィルムストリップ上をドラッグし黄色線枠で囲み、さらに「★」ボタンを押すとサムネイル上に緑線が現れ、選択が完了する。複数箇所を同様に選択し、「★」ボタンを押して必要なシーンを選択していく。選択したシーンの解除は緑線をマウスでクリック後、「☆」ボタンを押すことで完了する。消去したいシーンは、ドラッグして選択後に「×」ボタンを押すと、ブラウザ上から消える。

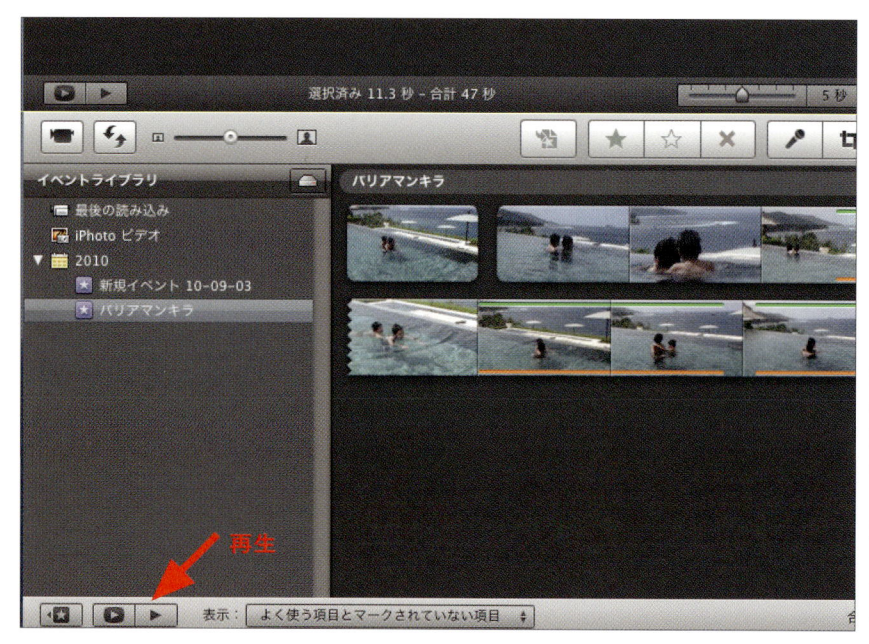

図66　必要なシーンを集めてムービーを作成するためには、新規プロジェクトを選択し、プロジェクト名を入力する。イベントライブラリ上で選択したシーンをドラッグしてプロジェクトライブラリ枠内に重ね、これを繰り返せば必要なシーンを集めたプロジェクトが完成する。プロジェクトの内容確認はプロジェクトライブラリ下の再生ボタン（▶）で行える。

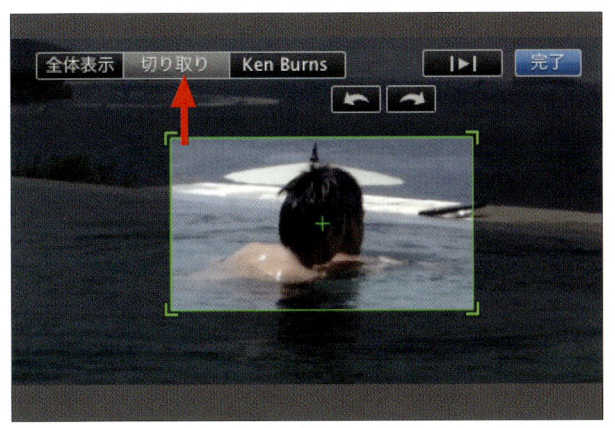

図67 シーンのうち、とくに拡大して再生したい部分は「切り取り」ボタンで選択することができる。

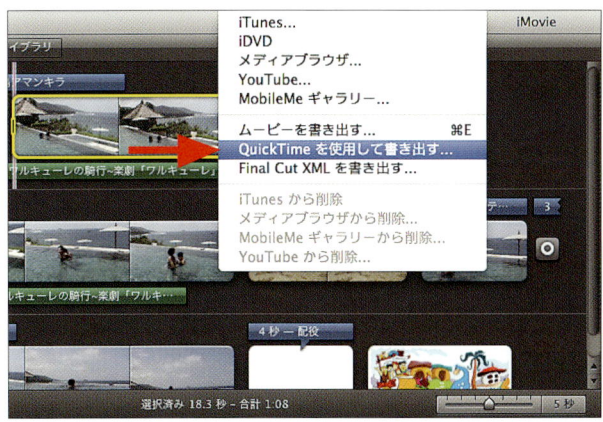

図68 最終的な動画の完成は、メニューバーの共有メニューからプルダウンして「QuickTime を使用して書き出す…」を選択する。AVI ファイルや MPEG-4、QuickTime ムービーなどに書き出す。最近は Windows 用にも QuickTime が配付されているので、これらのフォーマットに書き出しをしておけば、どちらの OS 環境でも動画が再生できる。

4　iMovie による編集上の工夫

　iMovie でも、ビデオの編集途中でタイトルやテロップなどの文字情報を画面上に追加することができます (図69～71)。また、撮影時に取り込んだ音声以外に、後から任意の音楽をバックグラウンドに追加できます (図72、73)。さらに、シーンの変わりめに静止画を挿入したり (図74～77)、トランジションで修飾して違和感のない作品に仕上げることもできます (図78、79)。

[タイトルやテロップの挿入]

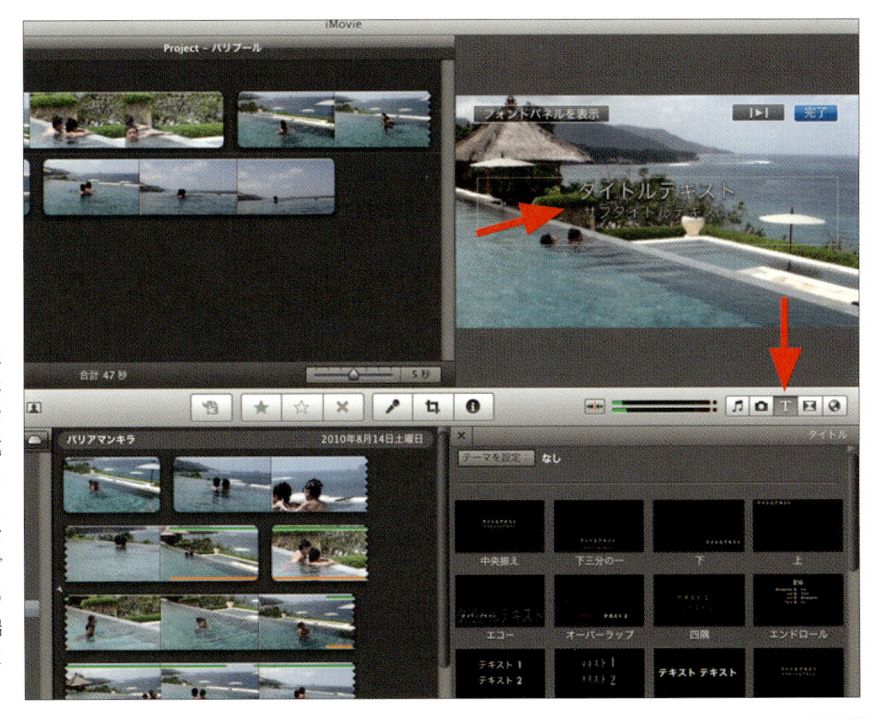

図69 iMovie 編集画面 (ビューア) 上で「T」ボタンをクリックすると、イベントライブラリの右下にタイトル選択パネルが現れるので、好みのタイトル形式を指定する。ここでは中央揃えを選択した。プロンプトを選択する枠に重ねると「手のひら」マークに変わるので、左ボタンでドラッグし、プロジェクトライブラリ上のクリップに重ねる。クリップの上にタイトルバーが出現するので、両端をドラッグし、タイトルがムービー内に現れるので、字間を調整する。

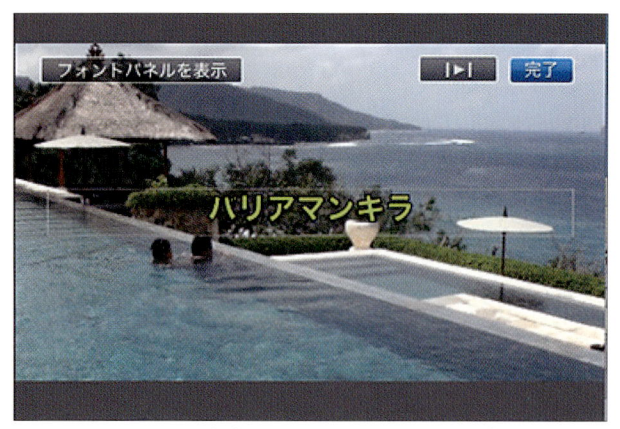

図70　タイトルの文字は右側のビューア内で「タイトルテキスト」部をクリックし、入力状態にしてタイプする。フォントの種類と文字の色も選択できる。「エンドロール」や「遠くへ」を選択すると文字を動かすこともできる。

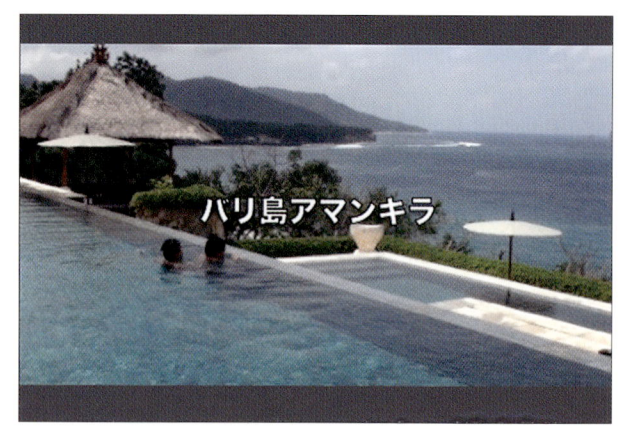

図71　完成後のタイトル。

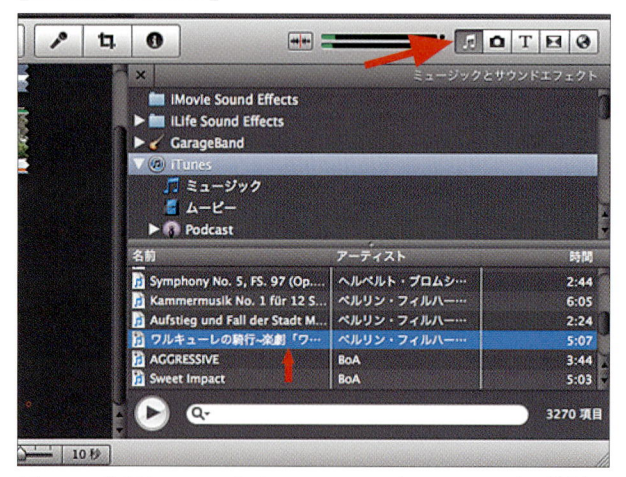

[BGM の挿入]

図72　音楽を iTune などのソフトに入れていれば、簡単に好みの音楽をバックグラウンドに重ね合わせることができる。「♫」のボタンをクリックすると、下に iTune の音源一覧が現れるので好みの音楽を選択する。

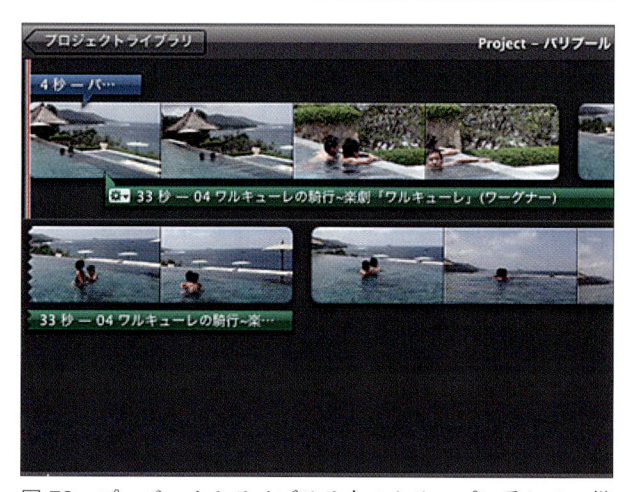

図73　プロジェクトライブラリ上のクリップに重ねる。継続する時間は音源のバーをドラッグして調整する。
注：費用の発生しない場所で使用する場合でも、著作権の存在する曲は使用料が発生するので、あくまでも個人での利用に限るか、ライセンスフリーの曲の使用をお勧めする。

[静止画像の挿入]

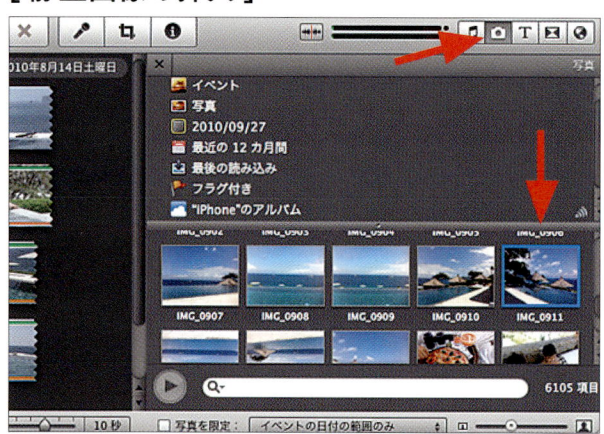

図74　ムービーの初めやシーンの変わり目などに静止画を組み込むことができる。「■」ボタンをクリックするとiPhoto ライブラリに保存してある写真の一覧が現れるので、好みの写真を選択する。

80

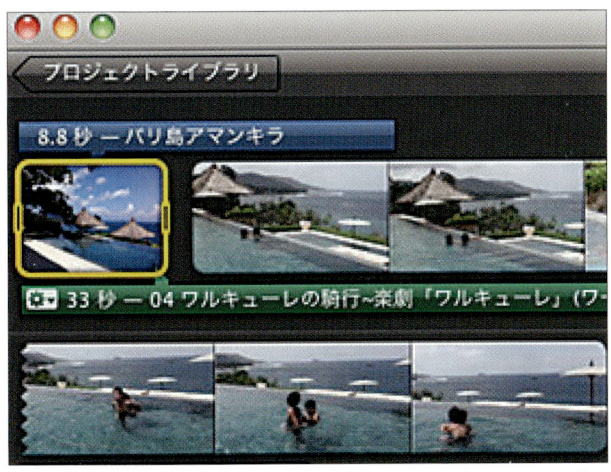

図75 選択した写真をクリップ上にドラッグすると、プロジェクトライブラリ内に写真のサムネイルが現れ、写真の挿入箇所が確認できる。

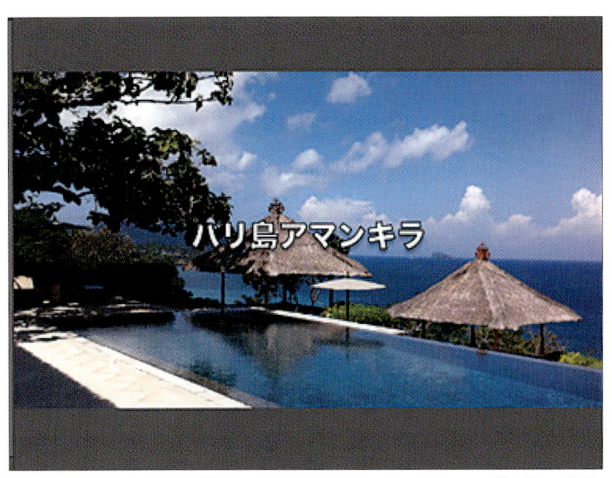

図76 ビューアに挿入した写真が表示される。前述の「タイトルやテロップの挿入」で示した方法で、同様にテキストを入力することができる。

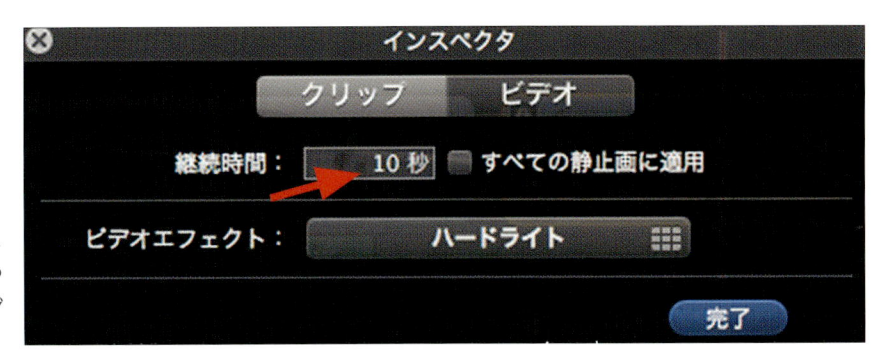

図77 写真を映し出す長さは、サムネイルをダブルクリックして写真設定の「インスペクタ」をよび出し、枠内に秒数を入力する。

[トランジションの組み込み]

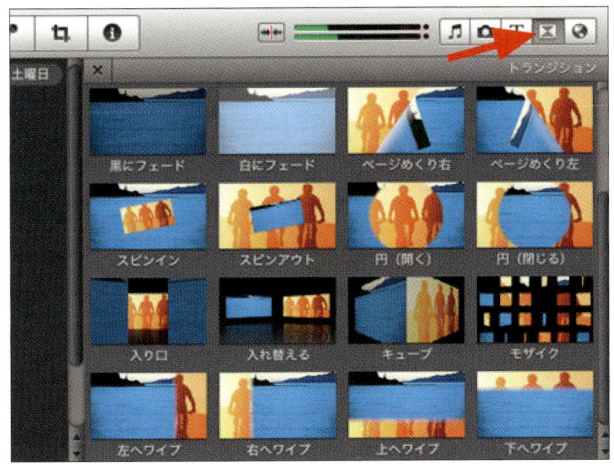

図78 「⬛」ボタンを選択するとトランジションメニューが下に現れる。好みのトランジションを選択し、ビューア上のクリップとクリップの間にドラッグする。トランジションはシンボルマークで表される。

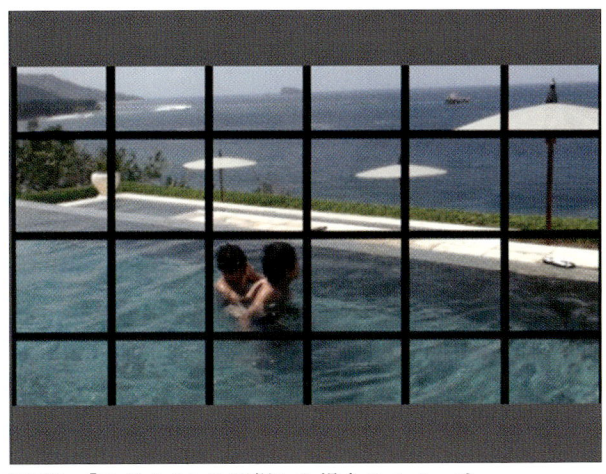

図79 「モザイク」を選択した場合のイメージ。

81

5　iDVDによるDVDへの画像の保存

　ビデオカメラから取り込んだムービーもHDDに保存しておくのみでは、万が一HDDのクラッシュが生じると、いとも簡単にデータを消失してしまいます。それしかないオリジナルの動画データは、2個以上のHDDに同時に保存すること(バックアップ)が勧められます。また、DVDに記録し保存することもひとつの方法です。ただし、DVDは紫外線に弱くデータが劣化して読めなくなる場合があります。5～10年が経過したら重要なデータは新たなメディアに(その頃にはもっとすぐれた記憶媒体が現れているかもしれませんが)移し替えていく必要があります(かもしれません)。DVDの保管は、直射日光に当たらない場所で行います。記録面がこすれて傷つくのを防ぐために、専用のケースに収納します。カビたり、変形したりしないように通気性のよい場所に立てて収納します。

　また、データの長期保存やバックアップの目的以外にも、DVDにムービーデータを記録しておけば、DVDプレイヤーやPCのCD-DVDスロットに挿入するだけで、簡単に視聴することが可能になります。そして、携帯性にもすぐれています。

　Apple PCにはDVD作成のための簡単で使用しやすいソフト「iDVD」が準備されています(図80～85)。iDVDはiMovieと同じく、iLifeにパッケージングされています。

　ビデオカメラから直接DVDにムービーを書き込む「OneStep DVD」とiMovieなどで編集したムービーをDVDに書き出す「Magic iDVD」が基本ソフトで、カスタマイズしたDVDを作成する場合には「新規プロジェクトを作成」メニューを選択します。ただし、OneStep DVDでビデオカメラから直接DVDに書き込むには、デジタルカメラをPCとIEEE1394(i-Linkあるいは Firewire)接続する必要があります。カメラの電源を「入」にし、VCRモードになっていることを確認し、「OK」をクリックして、空のディスクをセットします。OneStep DVD機能によりテープが巻き戻され、ビデオが取り込まれ、そしてDVDに書き込まれていきます。ただし、最近はIEEE1394接続端子のついたビデオカメラが少なく、USB端子だけのカメラがほとんどです。USB端子しかないビデオカメラでは、PCを介さず、直接DVDレコーダーにカメラを接続する方法を選択します。

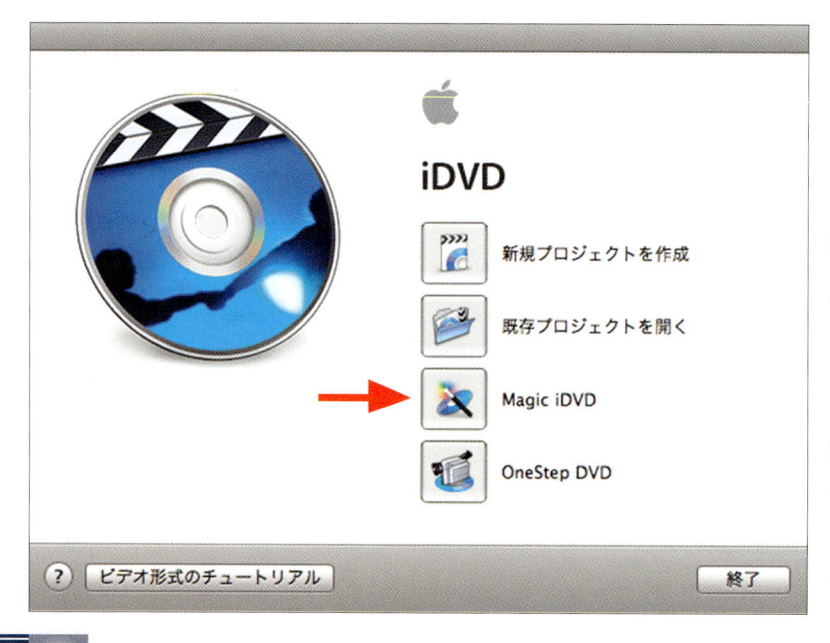

図80　すでに編集済みのムービーデータのみを単にDVDディスクに書き込むだけでよい場合は、「ファイル」からプルダウンメニューで「ムービーからOneStep DVD」を選択すると、ムービーファイルを指定するための画面が現れるので、デスクトップやフォルダー内のムービーをクリックして選択すれば、自動的に書き込みが始まる。PCに取り込んだムービーデータを写真やスライドショーと一緒にDVDに書き出すには、「Magic iDVD」を使用すると簡単にできる。iDVDを起動するとメニュー選択ボタンが4つ現れるので、「Magic iDVD」ボタンをクリックする。

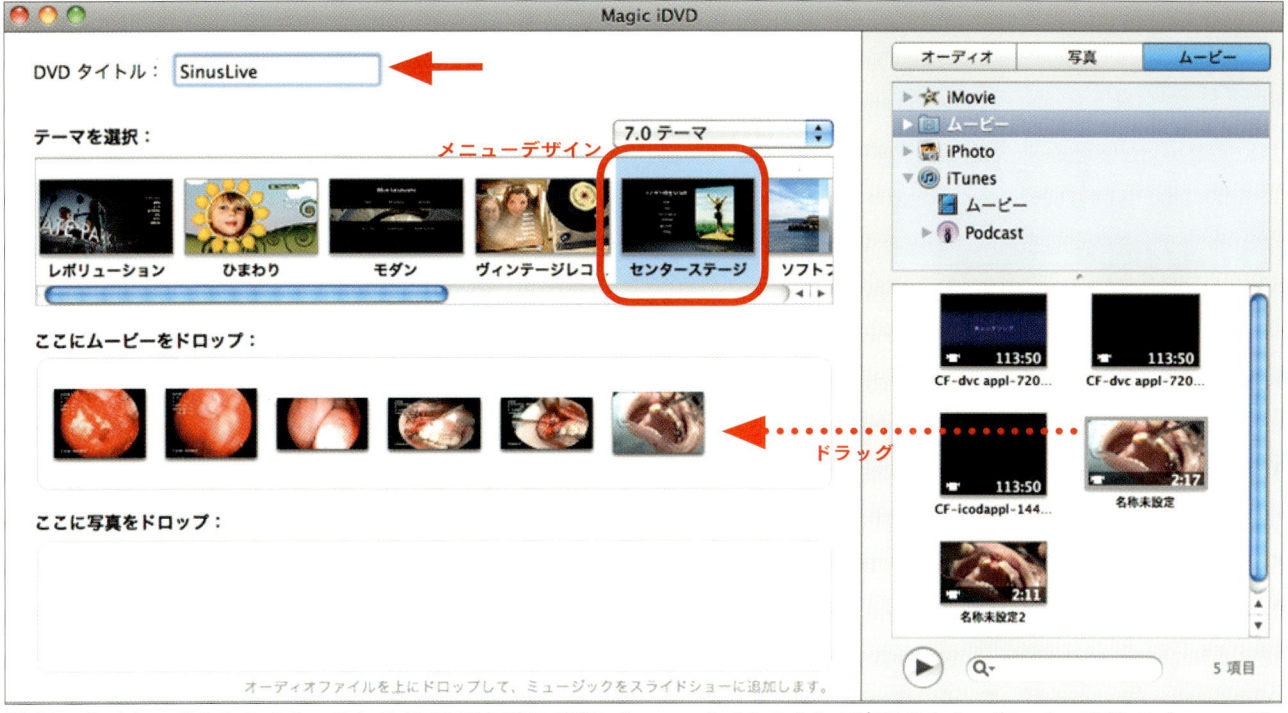

図81 タイトル名を入力する。これは DVD 再生時に DVD メニュータイトルとして表示される。次いで、DVD のメニューデザインを、表示されているデザインの中から選択する。テーマの変更は後からでも可能である。次に DVD にするムービーや写真、イベントなどのデータをメニュー画面から選択する。あるいは他のフォルダにあるファイルをマウスの左ボタンで選択してメニュー画面の、ムービーあるいは写真のドロップ枠内にドラッグする方法でもよい。

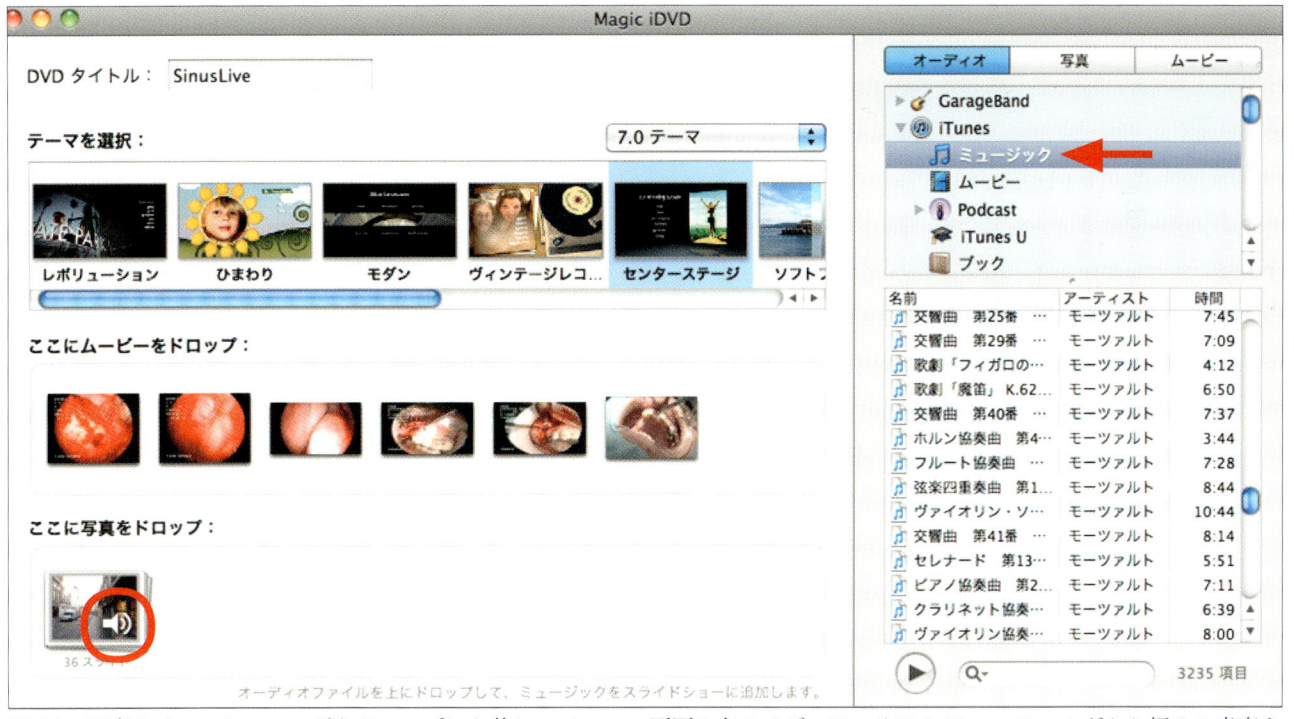

図82 写真かイベントフォルダをドロップした後に、メニュー画面の右のメディアエリアの iTunes フォルダから好みの音楽を写真のサムネイルの上にドラッグすれば、スライドショー時の BGM とすることができる。ミュージックが追加されるとサムネイル上にスピーカーアイコンが加わる。
注:費用の発生しない場所で使用する場合でも、著作権の存在する曲は使用料が発生するので、あくまでも個人での利用に限るか、ライセンスフリーの曲の使用をお勧めする。

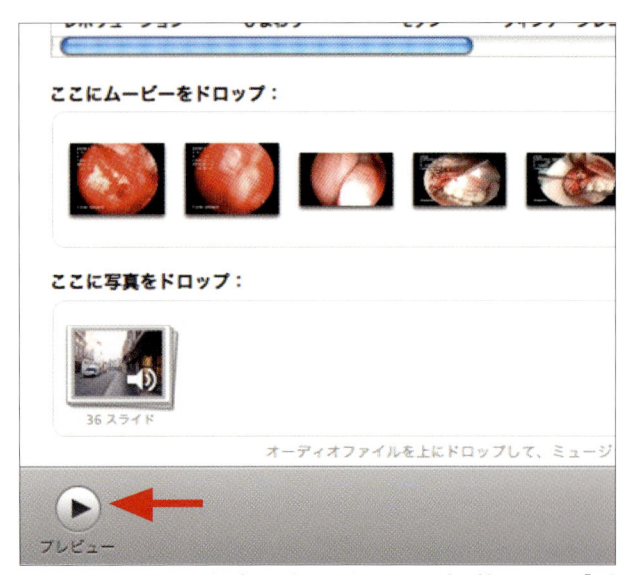

図83 ムービーと写真のデータをドロップし終えたら、「プレビュー」ボタンを押して、DVDの仕上がり具合を確認する。

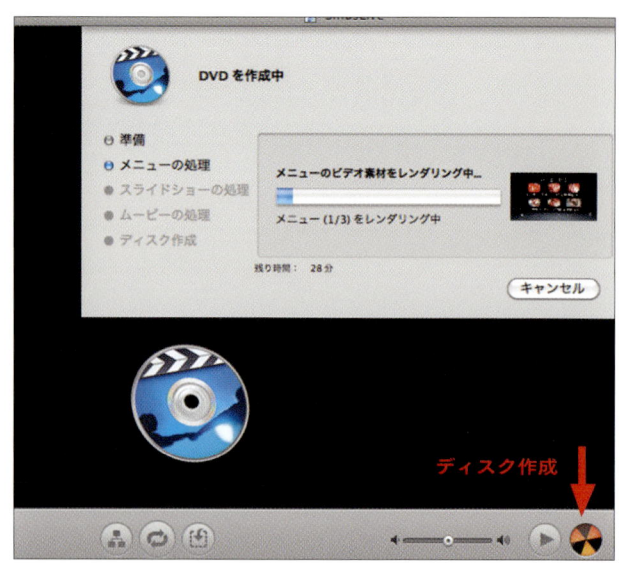

図84 プレビューで確認した画像がOKならば、「EXIT」ボタンを押して元のメニュー画面に戻り、「ディスク作成」ボタンを押してDVDの作成を開始する。

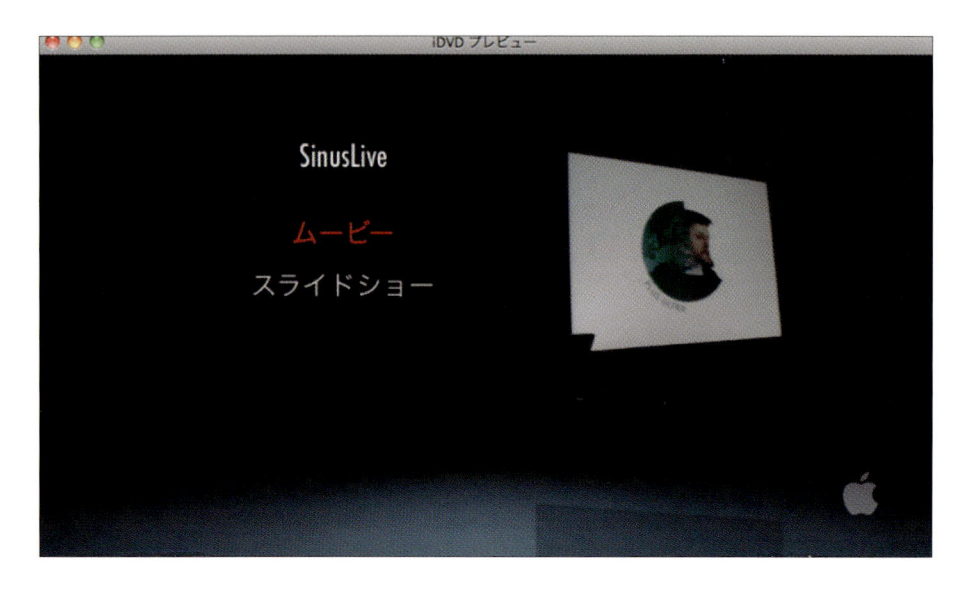

図85 DVDのタイトル画面のテーマや写真をオリジナルにする場合は、初めのメニューから新規プロジェクトを選択する。メニュー画面の背景写真は、写真データをドラッグすると任意のものに変更できる。タイトル名のフォントの種類や色も変更できる。

6 Final Cut ExpressおよびFinal Cut Proについて

　ムービーのオーサリングソフトとしては、アドビ システムズ社のAdobe® Premiere®（86頁参照）が有名ですが、Apple純正でもFinal Cut ExpressとFinal Cut Proがあります。どちらを選択するかが問題ですが、映像業界のプロ以外の使用ならFinal Cut Expressで十分です。利用できるビデオフォーマットの種類が、Final Cut ProではAIC(iMovie独自の編集フォーマット)やHDV、さらにPro HDと業務用に開発されたApple ProResコーデックにも対応している点が大きな違いです（表3、図86、87）。

　なお、価格や操作性、拡張性からみても、撮影したビデオ画像を、講演や患者説明用に、あるいはYouTubeにアップするなどの用途に編集するといった範囲の利用ならば、Final Cut Expressで十分対応できます。

表3 iMovie、Final Cut Express、Final Cut Pro の比較

	iMovie '11	Final Cut Express 4	Final Cut Pro 7
値段	4,800円（アップグレード版）〔iLife'11に同梱。Mac OS X Snow Leopardのみ対応。このOSがない場合はMac Box Set(12,800円)の購入が必要〕	23,800円	108,800円（Final Cut Studioに同梱）
ビデオフォーマット	DV、HDV、AVCHD	DV、HDV、AVCHD	AIC、HDV、DVC Pro HD、Apple ProRes ほか
編集画面	シングルトラック	マルチトラック	マルチトラック
文字表示	テンプレートから選択	自由な位置に配置可能	自由な位置に配置可能
操作性・拡張性	簡単・応用狭い	平易・広い	複雑・ほぼすべてカバー

※各ソフトウェアに対応するシステム条件などはApple社のホームページ (http://www.apple.com/jp/)にてご確認ください。

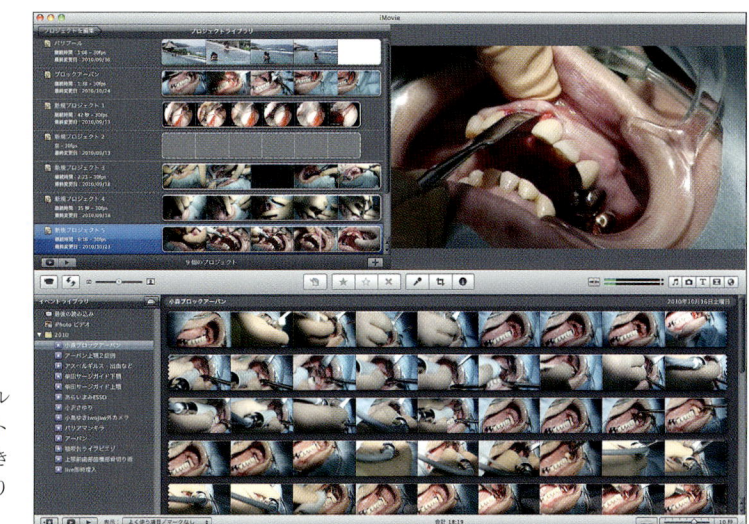

図86 iMovie'11の編集画面。ムービーはサムネイル表示される。iMovie'09からの変更点はプロジェクトライブラリに複数のプロジェクトが同時に表示できるようになったことであるが、操作法に大きな変わりはない。

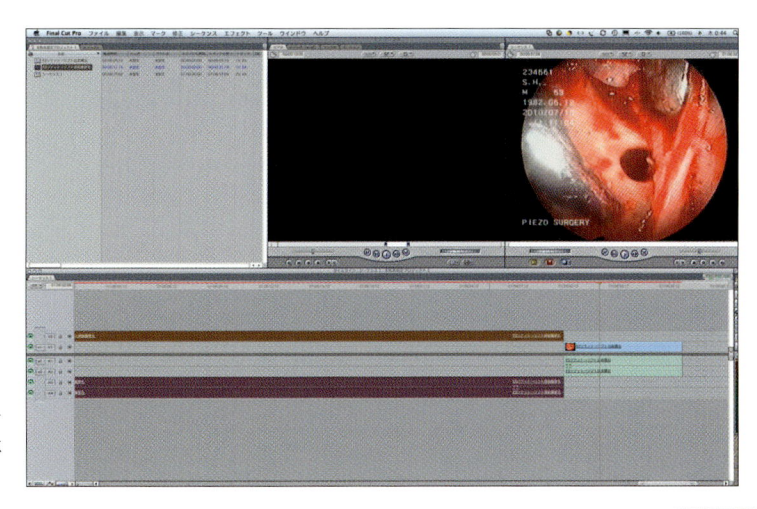

図87 Final Cut ExpressとFinal Cut Proのメニュー画面は同じで、マルチトラックで、ムービーデータはタイムライン表示される。

4　Adobe® Premiere® Pro による動画編集

　Adobe® Premiere® Pro は、ビデオ制作のほとんどを網羅するプロ用のソフトウェアです。多くの機能をもつ分、すべてを活用するには相当な知識が必要となりますが、基本的な編集作業には余裕をもって対応できます。OS に標準装備されているものでは物足りない場合や、希望のファイル形式に保存できないと不満を感じる場合は、間違いなくお勧めのソフトウェアといえます。単体でも販売していますが、このソフトウェアを使う場合は、映像に対する高い理想があると思われますので、静止画編集やイラスト製作など各種映像ソフトウェアがセットとなっている Adobe® Creative Suite® Production Premium(図88) の購入をお勧めします。

　また、筆者は、映像にさらなるインパクトを与えるため、プラグインソフトウェアである Trapcode Suite 2009(図89) を用いて、現在ＣＭや映画などに用いられるような特殊効果を加えた映像作成も行っています。また、音声にも Dolby Digital 5.1 のライセンスを購入し、5.1 サラウンド音声のビデオ作成も行える状態にしています(筆者は歯科医師ですが、ここまでくると本職は何なのかわからなくなってしまいます。しかし、この分野は永遠に進歩するため、ついていくためには仕方がないと考えています……)。

　少々脱線しましたが、このように本格的な映像編集の基礎となる Adobe® Premiere® Pro CS4 の基本的な操作とビデオ作成について説明します(図90〜111。なお、最新版はCS5ですが基本的な操作方法に差はありません)。

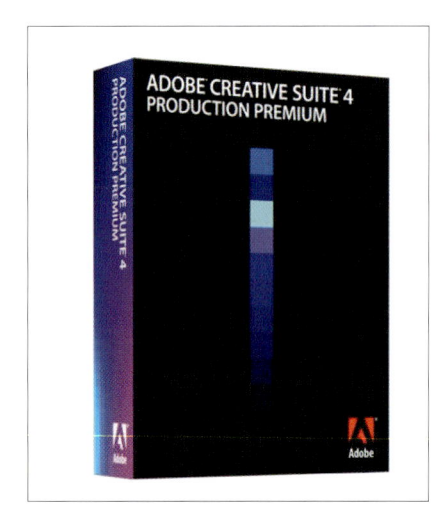

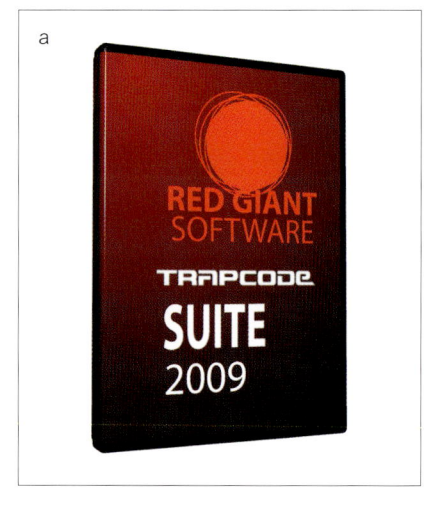

図88　アドビ システムズ社製 Adobe® Creative Suite® 4 Production Premium 製品版(最新版は Creative Suite® 5)
図89 a　Trapcode 社製 Trapcode Suite 2009

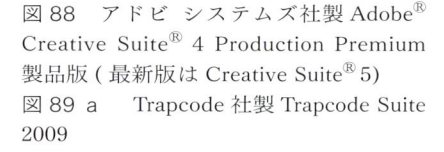

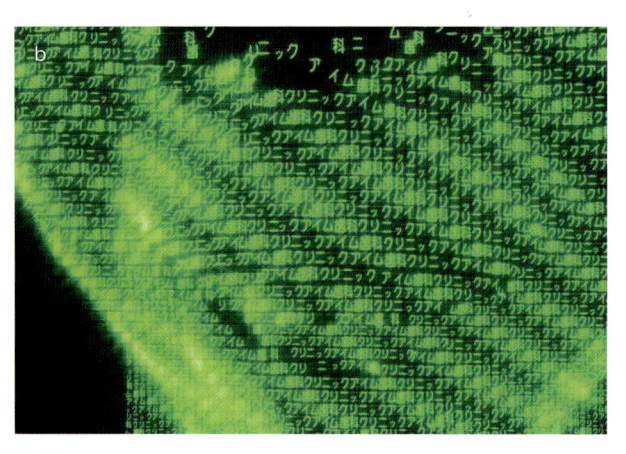

図89 b　Trapcode Suite 2009 を用いて Adobe® Creative Suite® 4 Production Premium に特殊効果の機能を追加した画面。

1 ソフトウェアの起動

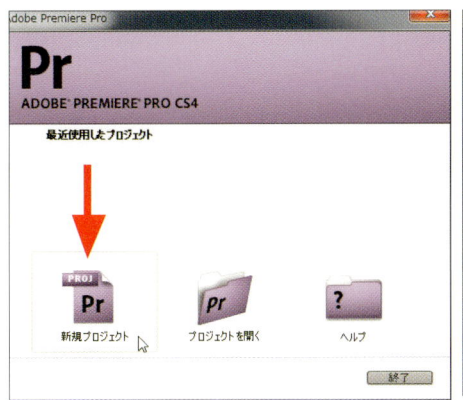

図90 ソフトウェアを起動すると、このウィンドウが最初に表示される。新しく制作するため「新規プロジェクト(ビデオ編集のための設計図をプロジェクトという)」をクリックする。

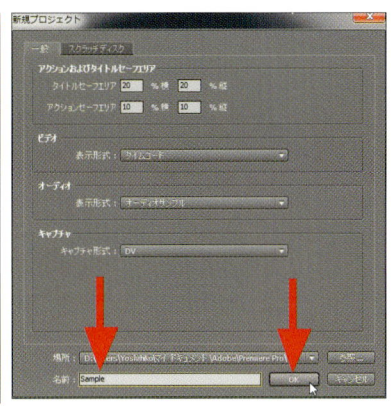

図91 次にこのウィンドウが表示される。ワープロソフトなどとは異なり、はじめにファイル名を決めなくてはならない。任意でファイル名を入力(ここでは「Sample」と入力)し、「OK」をクリックする。

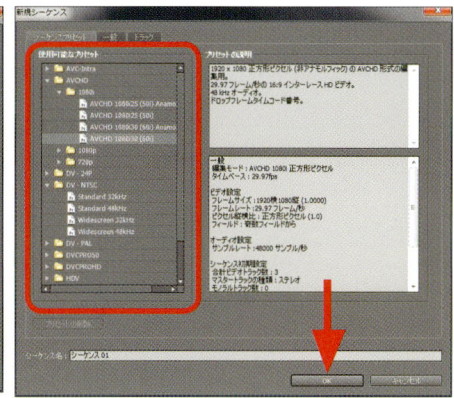

図92 さらに、最終的に仕上げるビデオファイルの解像度や形式などを決める必要がある。通常はFullHDで仕上げる場合「AVCHD 1080i30 (60i)」を選択し、SDで仕上げる場合は「DV - NTSC Standard 48kHz」を選択すれば、まず間違いはない。決まり次第「OK」をクリックする。せっかくなので、ここではFullHDで編集。

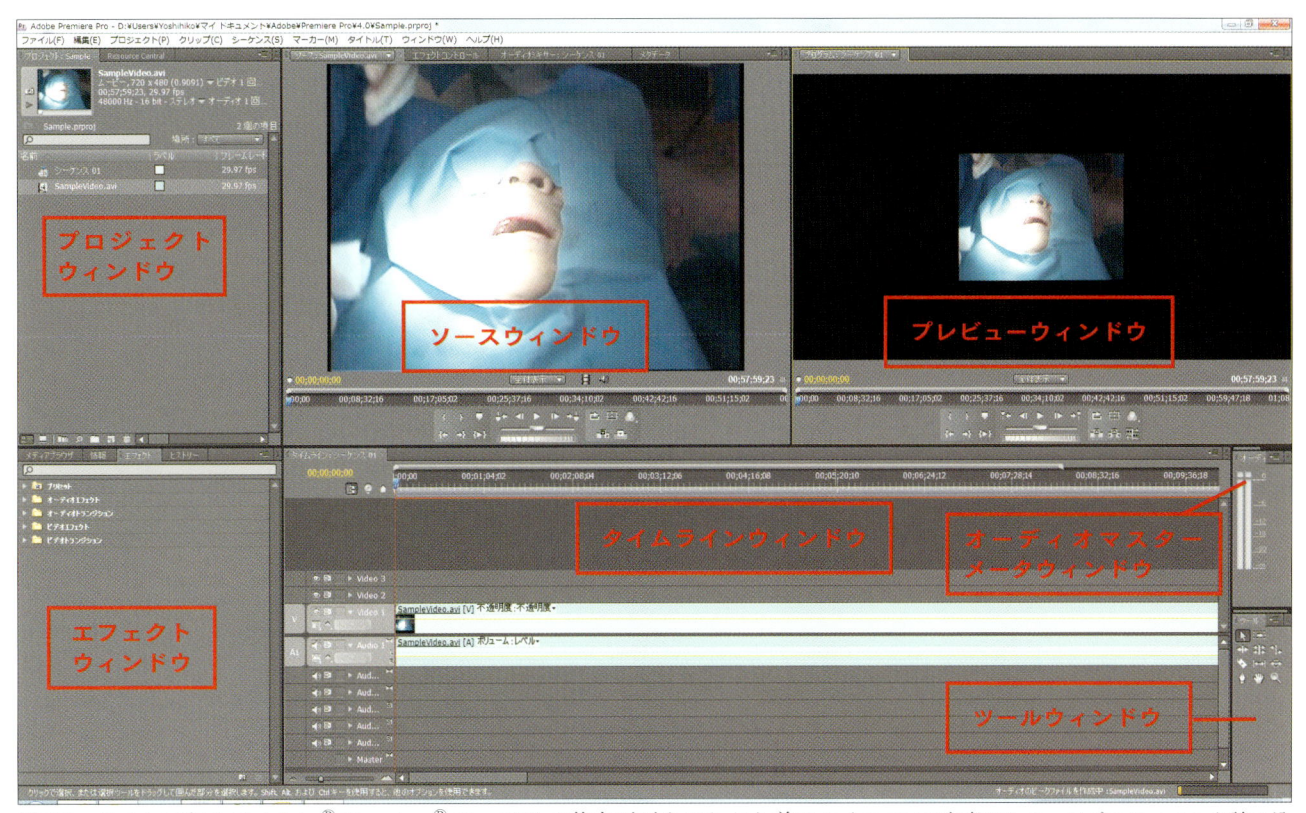

図93 こうして初めてAdobe® Premiere® Pro CS4の基本画面までたどり着ける(ここでは参考のため、ビデオファイルを読み込んだ状態を示す)。標準では上段は3枠に分けられ、左からプロジェクトウィンドウ、ソースウィンドウ、プレビューウィンドウとなる。下段も3枠に分けられ、左からエフェクトウィンドウ、タイムラインウィンドウ、オーディオマスターメータウィンドウおよびツールウィンドウとなる。

87

2 ビデオファイルの読み込み

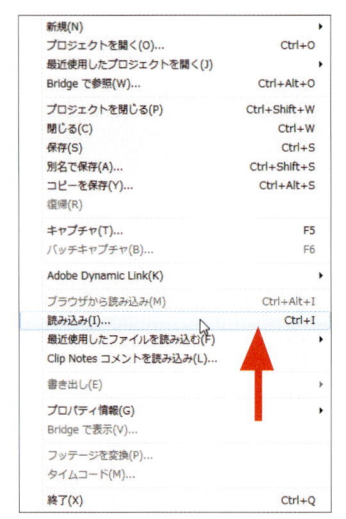

図94　メニューバーの「ファイル」をクリックし、リストから「読み込み(I)…」をクリックする(プロジェクトウィンドウ内部のダブルクリックでも同じ)。

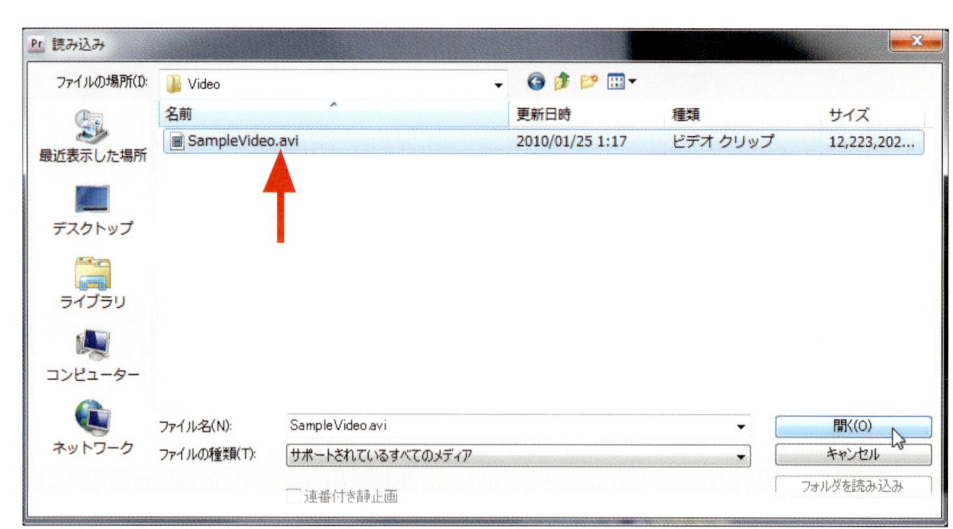

図95　編集元のビデオファイルを選択する。

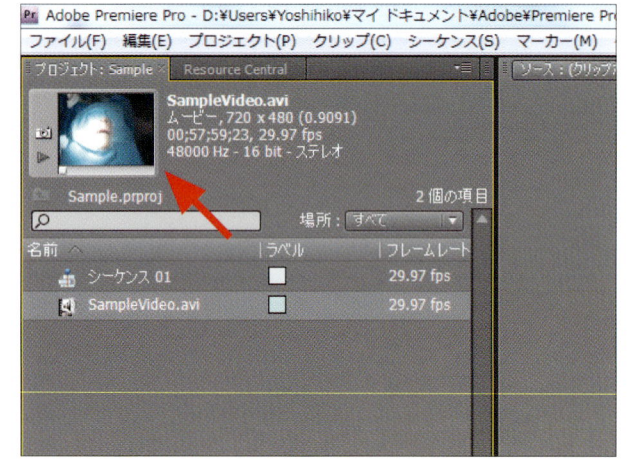

図96　プロジェクトウィンドウにビデオファイルがインポートされ、表示される。

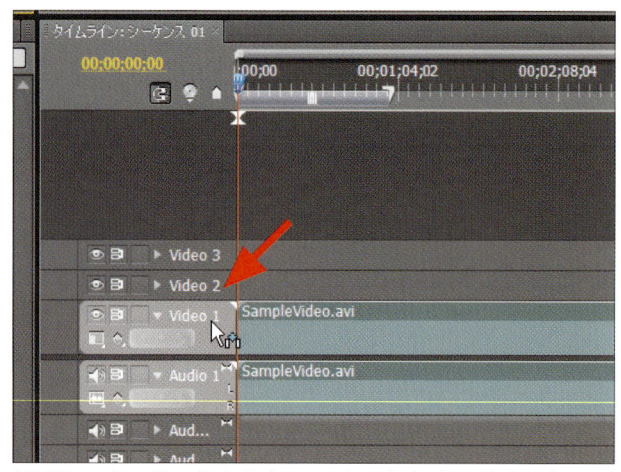

図97　インポートされたファイルをタイムラインウィンドウのVideo1までドラックすると、トラックに配置される。ビデオファイルの長さにより表示が見づらい場合は、タイムラインウィンドウ左下のスライダーを動かすことで、時間軸の縮尺が変更できる。

88

3 映像の切り貼り

表示されているビデオの中で、必要な部分と不必要な部分の境目を見つけて、ビデオを細かく分割していきます(図98～101)。

図98 タイムラインウィンドウの上部にある青い逆三角形のスライダーを動かし、プレビューウィンドウを見ながら切れ目を決定する。タイムラインの縮尺変更やプレビューウィンドウのフレーム移動ボタンで、さらに細かく決められる。

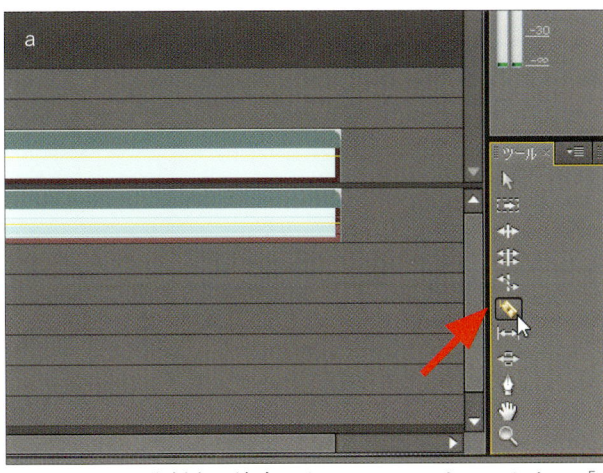

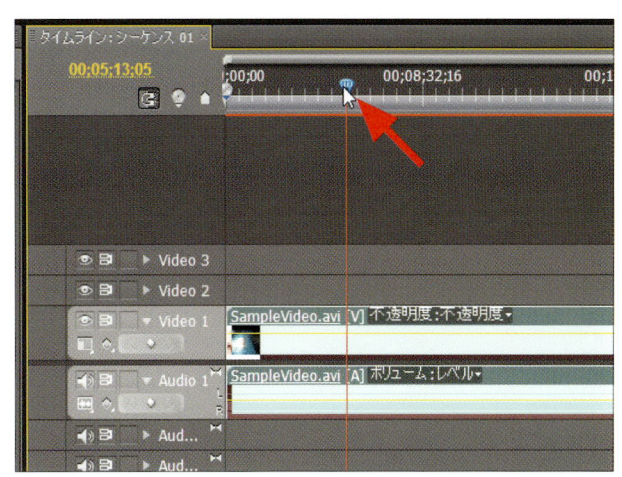

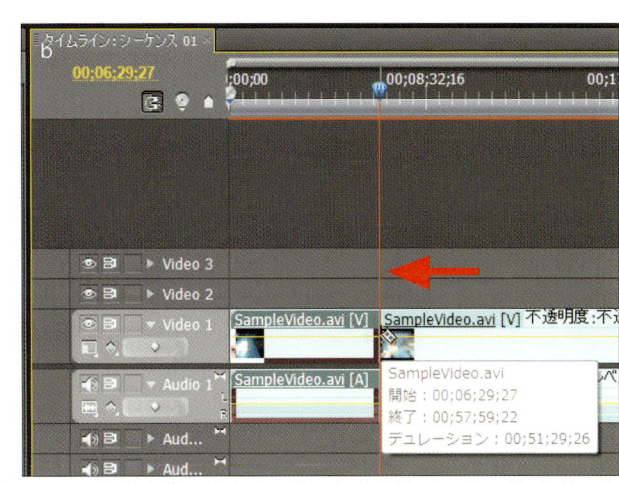

図99 a, b 分割点が決定したら、ツールウィンドウの「レーザーツール」をクリックし(a)、タイムラインのスライダーから延びる赤線とビデオクリップの重なった周囲でクリックすると、1つの帯状であったクリップに切れ目が入り、複数のクリップに分割される(b)。これを繰り返して、必要な部分と不必要な部分が交互となるようにする。

図100 全体的な分割が終わったら、不必要な部分を削除する。ツールウィンドウの「選択ツール」をクリックすることで「レーザーツール」を終了させる。

図101 タイムラインの不必要なクリップ上で右クリックし、「リップル削除」を選択すると、必要な部分だけが次々と左に移動する。これで大まかな編集作業は終了。

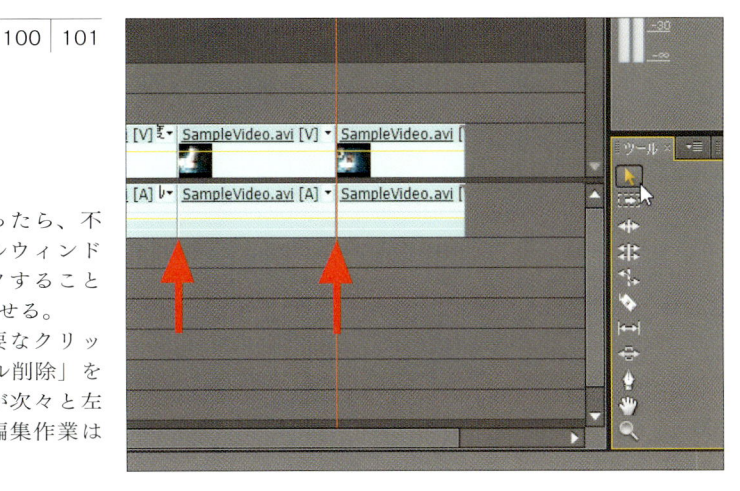

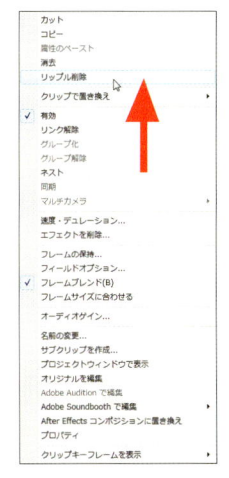

4 各種効果

ここでは、例としてまずクリップとクリップの境目にエフェクトをかけていきます（図102、103）。

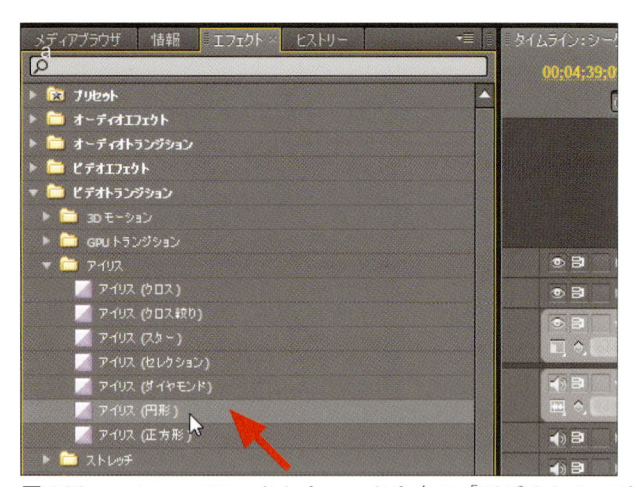

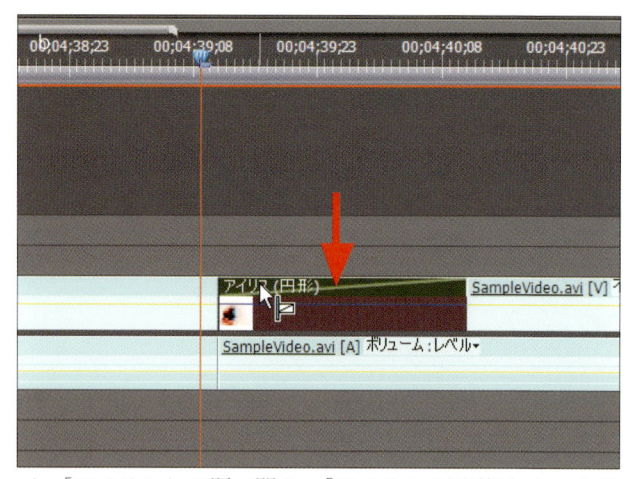

図102 a , b　エフェクトウィンドウ内の「ビデオトランジション」、「アイリス」の順で開き、「アイリス（円型）」をつなぎ目のクリップまでドラックする。紫色に変わった部分にエフェクトが適用される。

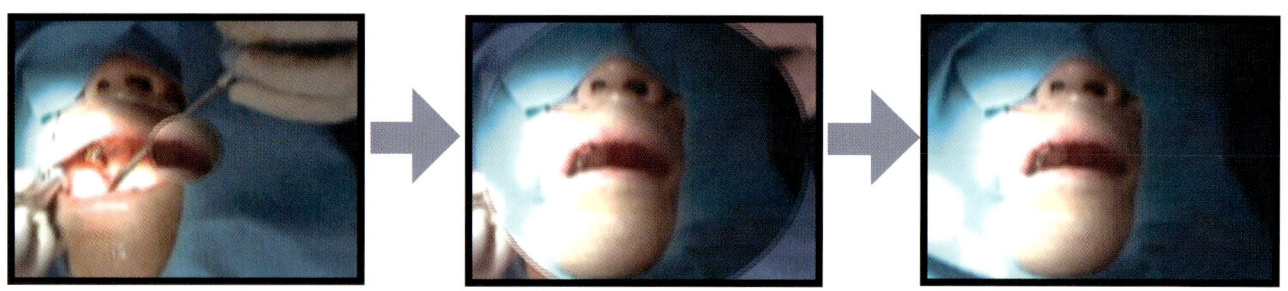

図103　プレビューウィンドウで確認してみると、中心から広がるように次のクリップへと切り替わっていく。

さらにタイトルを加えてみます（図104 〜 108）。

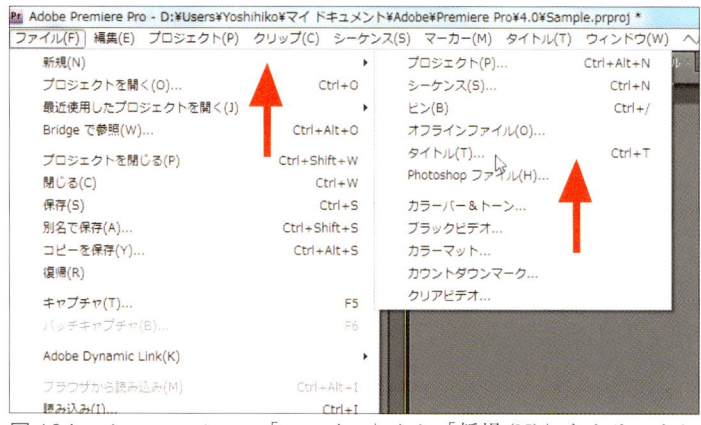

図104　メニューバーの「ファイル」から「新規 (N)」をクリックし「タイトル (T)…」を選択する。

図105　設定のウィンドウが表示されるので、任意で名前を入力し、「OK」をクリックする。

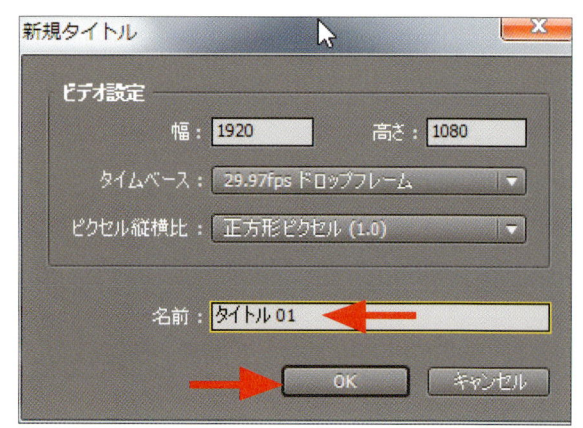

90

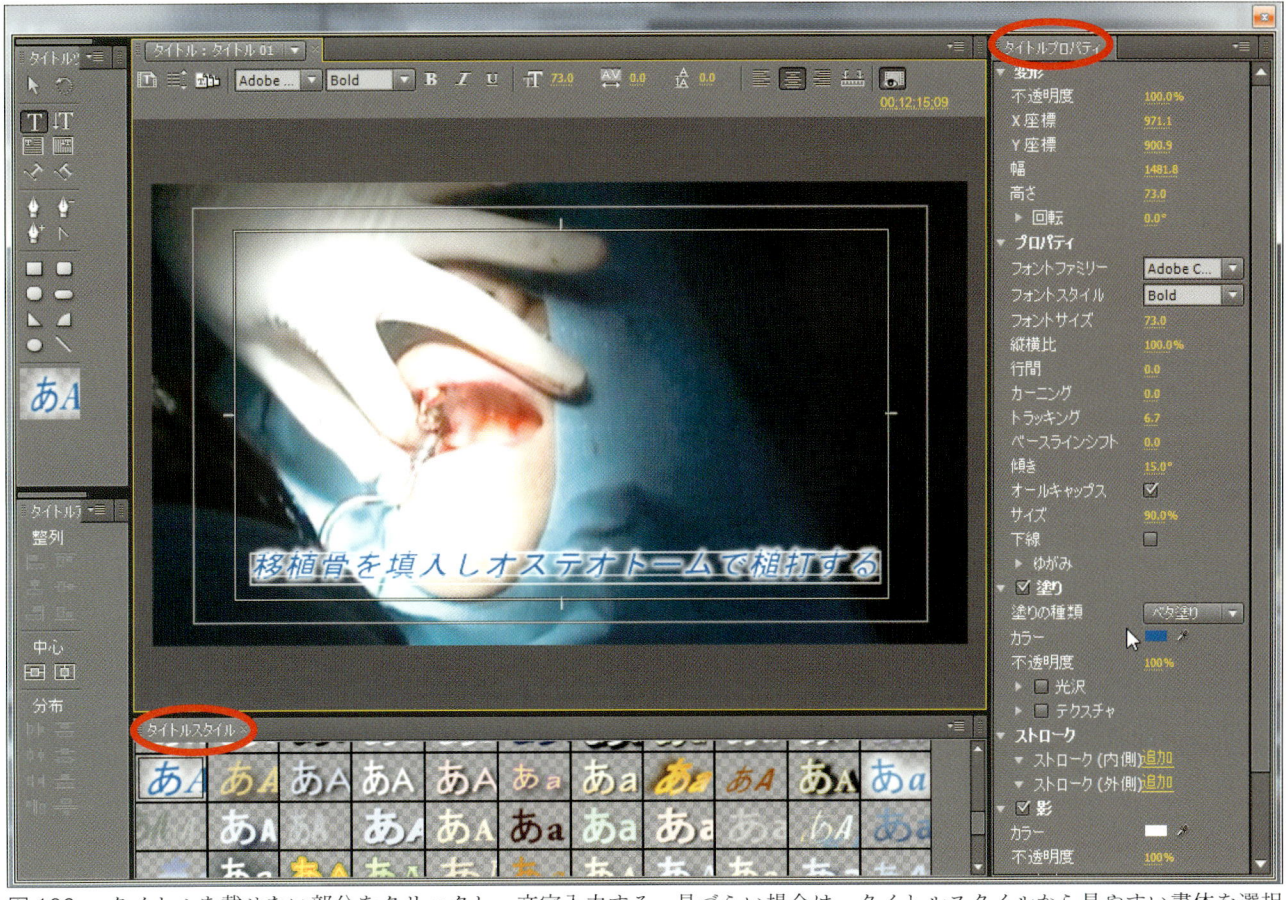

図106　タイトルを載せたい部分をクリックし、文字入力する。見づらい場合は、タイトルスタイルから見やすい書体を選択するか、タイトルプロパティで調節し、ウィンドウを閉じる。

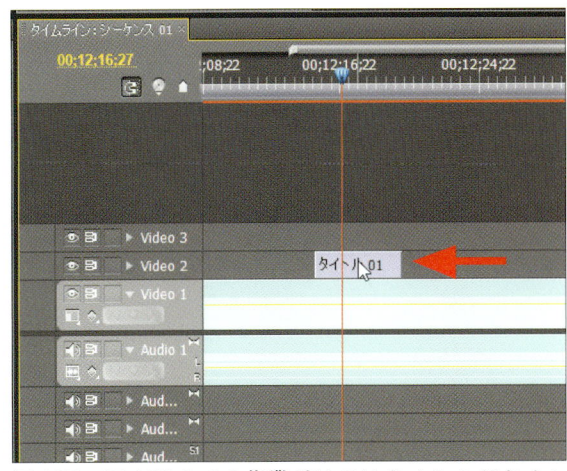

図107　図106までの作業だけではタイトルがタイムラインに認識されないので、プロジェクトウィンドウからタイムラインのVideo2へドラックする。Video1からVideo3まで表示されているが、これは多層構造のセル画と同じで、数字が大きいほど上位に来る。層は増減が可能だが、順番を間違えると下層は隠れて見えなくなる。

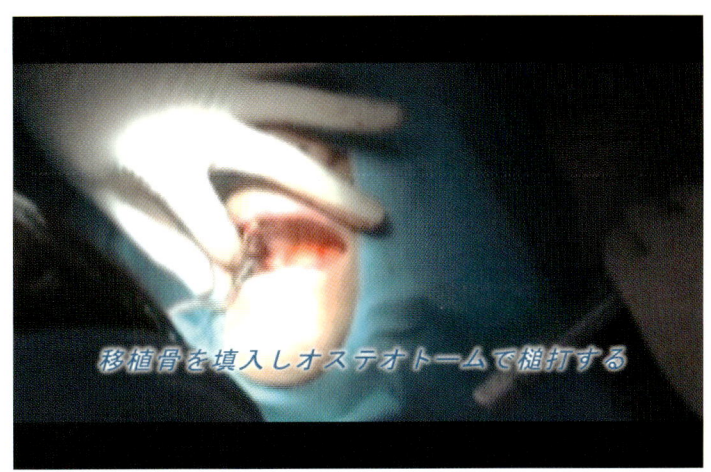

図108　プレビューウィンドウで正しく表示されるか確認する。

5 ビデオファイルの作成

最後にビデオファイルを作成します (図 109 〜 111)。

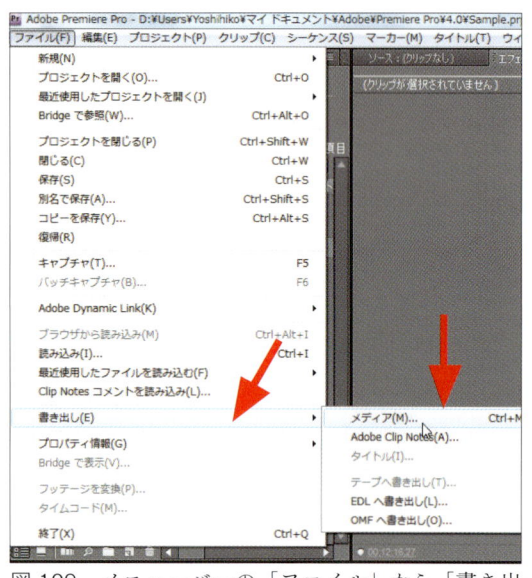

図 109　メニューバーの「ファイル」から「書き出し (E)」をクリックし、「メディア (M)…」を選択する。

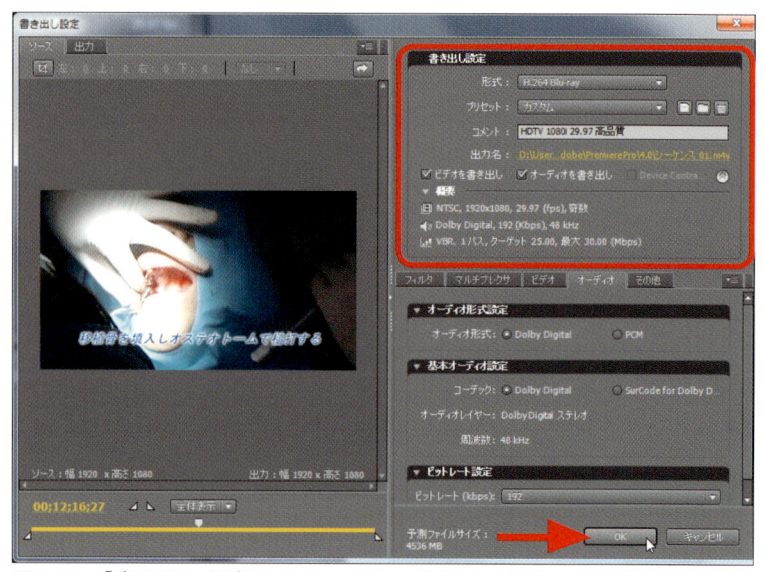

図 110　「書き出し設定」のウィンドウが表示されるので、任意で設定を変更し「OK」をクリックする。

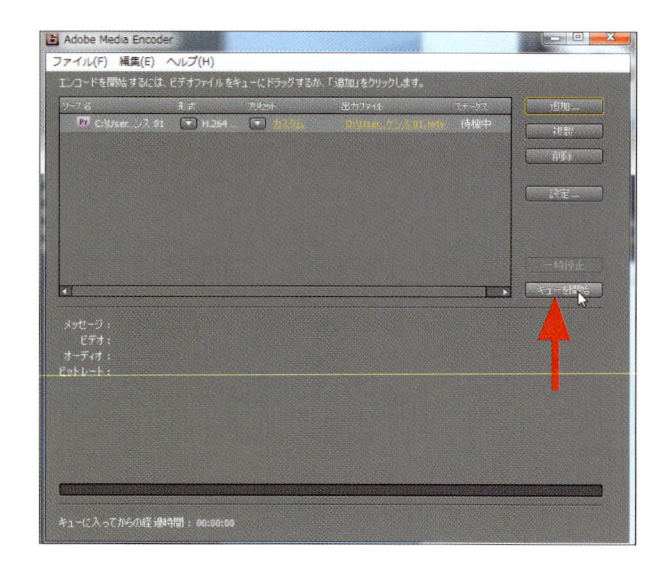

図 111　自動的に Adobe® Media Encoder という付属ソフトウェアが起動するので、「キューを開始」をクリックすると、指定した出力先にビデオファイルが完成する。

第5章
各種動画の活用法

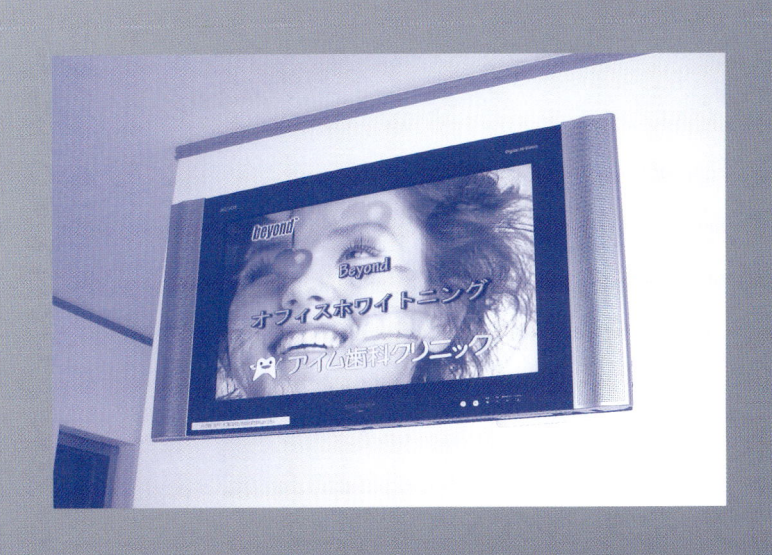

1 チェアサイドモニターを用いた患者さんへのプレゼンテーション

　チェアサイドモニター（図1）は、デジタルレントゲンの普及とともに、導入している歯科医院数が増えています。各チェアに1台ずつパソコンを用意し、液晶モニターでレントゲンを表示しながら治療を行いますが、「せっかくパソコンがあるのに、この目的のためだけに使用するのはもったいない」と考えるのは、筆者だけではないと思います。機種によっては、パソコンのセキュリティー上の問題で新たな機能などを加えられなくなっている製品もあると聞きますが、できれば、その他の患者さん向けの説明ツールも併用できれば、さらにインフォームドコンセントが容易になるかもしれません。

図1　チェアサイドモニター

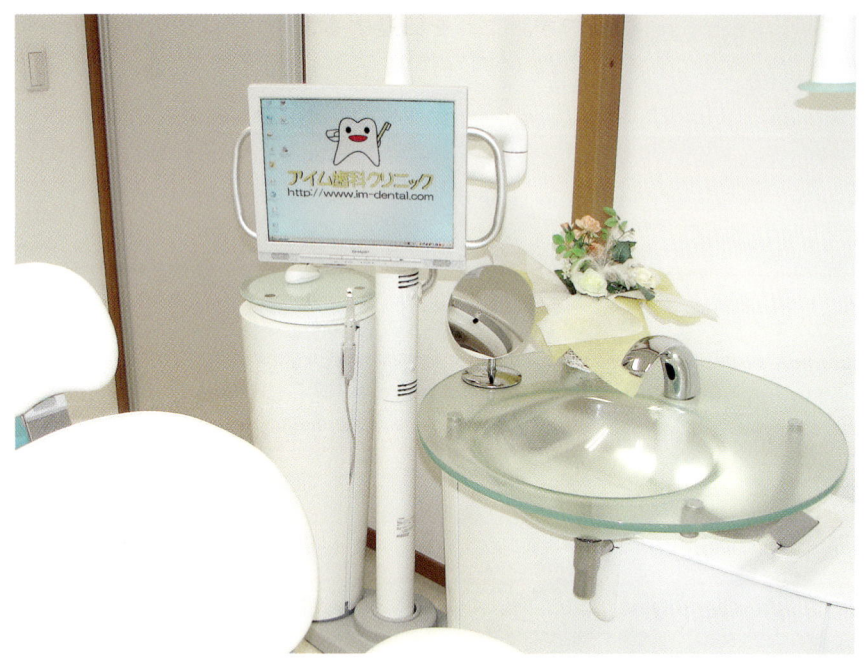

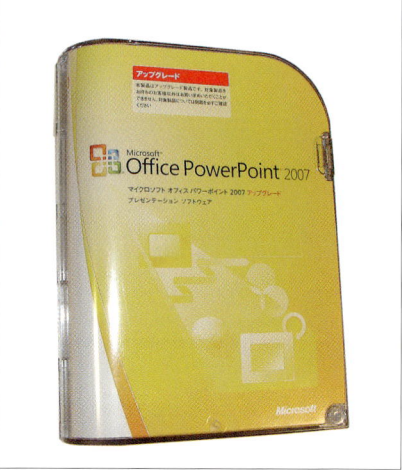

図2　マイクロソフト社製プレゼンテーションソフト　PowerPoint 2007 (写真はアップグレード版)

　歯科関連業者では、さまざまな3DCGや動画を用いた患者さん向けの説明ツールを販売しており、これを各チェアのパソコンにインストールして用いることも十分有効だと思います。ただし、チェア数が多いと、その数だけライセンス購入しなければならず、費用もかかります。筆者の医院のコンセプトとして、「できるだけオリジナルの説明資料を使う」ということがありますが、そのために次のような方法を用いています。

　プレゼンテーションといえば、現在では学会でも会議でもPowerPointを用いることが普通となっています。WordやExcelなどのマイクロソフト社製Office製品との互換は当たり前のこと、ユーザインタフェイスも同じであるため、新たに使い勝手を覚える必要が少ないことがメリットといえます[パソコンを買ったときにMicrosoft Office Personal(Word・Excel・Outlook Expressのセット)がインストールされていれば、PowerPointのアップグレード版(図2)を購入することで安価に導入できます]。このPowerPointを使ってオリジナルな患者さん向け説明資料を、歯科医院のロゴなどを背景に自分の症例やCGビデオなどを元に作成して使用すれば、既製の製品を購入するよりも味があり、また、その歯科医師が伝えたい内容に重点をおいたものができるため、患者さんへもより効果的に伝わると考えられます。

ただし、各チェアのパソコンにPowerPointをインストールするには、多大なコストをともないます。そこで、この問題を解決するために筆者が利用しているのがPowerPoint Viewer 2007(プレゼンテーションパックの利用、あるいはhttp://www.microsoft.com/ja/jp/よりダウンロード可能)です。このソフトウェアは無償でマイクロソフト社から提供されるものであり、スライドを作ることはできませんが、導入台数に制限はなくPowerPointのスライドショーの機能とほぼ同様に動作しますので、これを各チェアのパソコンにインストールして説明に用いています。

　PowerPointの魅力は、アニメーション機能を用いた写真や文章スライドの表示のみにとどまらず、音声や動画を表示でき、インターネットなどにもリンクできることにあります。ぜひ読者の皆さんには、本書を活かして作成したオリジナルのビデオ映像をスライドで表示して、患者さんへの説明に用いてみることをお勧めします。ただ、ビデオを用いたPowerPointデータを用いる際に、よく起こす間違いがあります。それは、ビデオデータをスライドに張り付けて保存しても、ビデオのデータはPowerPoint内には埋め込まれず、あくまでもPowerPointが元のビデオデータを参照して、表示するだけということです。具体的には、学会発表などのために凝ったビデオ映像を用意したのに、PowerPointデータのみを持参して元のビデオデータを取り込まなかったために、「リンク先がありません」と表示されてしまうようなケースです。自分のパソコンで患者さん用にデータを作っても、チェアサイドのパソコンで表示できない場合もこれと同じです。これを回避するためにも、PowerPointのプレゼンテーションパックの利用がお勧めです。プレゼンテーションパックは、データを作成したパソコン以外のパソコンでスライドショーを円滑に行うためのPowerPointのツールのひとつです。通常ビデオデータはPowerPointデータと同一フォルダに存在しなければならないなど、さまざまな制限がありますが、ある程度はその制限を無視したスライドであっても、きちんと整えて、ほかのパソコンでも閲覧できるようにデータをCDなどに書き出してくれます(図3～7)。

PowerPointのプレゼンテーションパックを用いた動画の取り込み

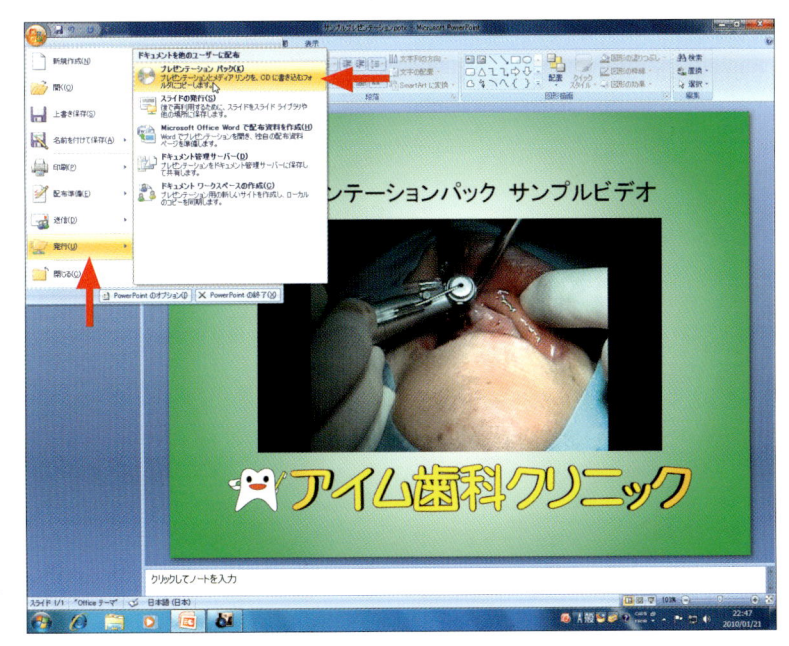

図3　PowerPointのメニューから「発行(U)」→「プレゼンテーション パック(K)」を選択する。

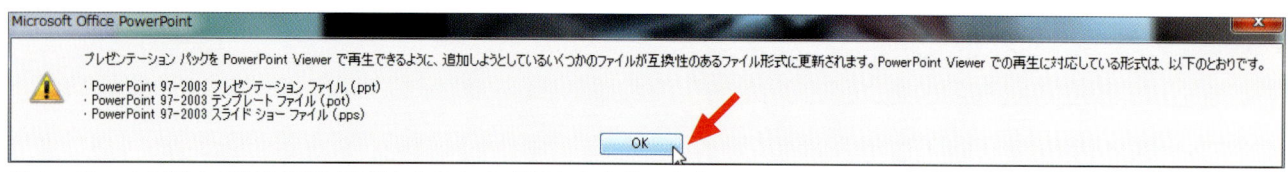

図4　ファイル形式の更新の許可を問われるので「OK」をクリックする。

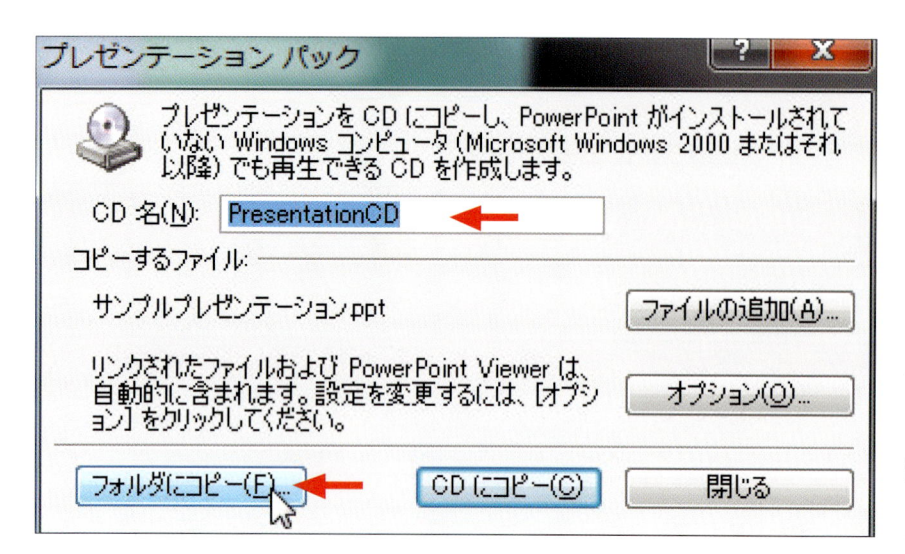

図5　CDに記録する場合は「CD名(N)」の項目にCD名を任意で入力する(ここではPresentationCDと入力)。USBメモリなどに保存する場合は「フォルダにコピー(F)」をクリックする。直接CDに記録する場合は、ドライブに空のCDメディアを挿入し「CDにコピー(C)」をクリックすると完成。

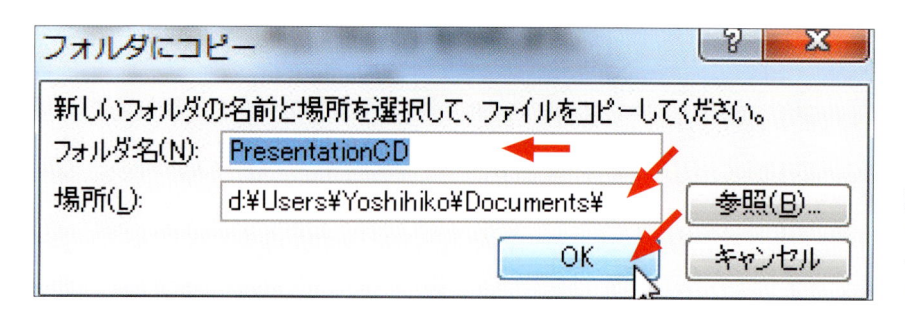

図6　「フォルダにコピー(F)」を選択した場合は、このウィンドウが表示される。フォルダ名と保存場所を任意で入力し、「OK」をクリックする。

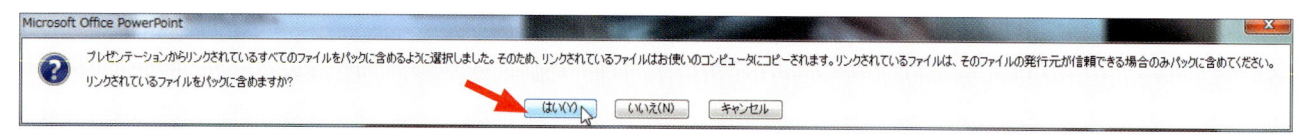

図7　ビデオデータなどのリンク先もコピーする確認画面が表示されるが、問題がなければ「はい(Y)」をクリックする。これで作業は完了。こうして完成したデータを各チェアサイドのパソコンで再生させる。

2　待合室などでの患者さんへのプレゼンテーション

　待合室にモニターを設置し、患者さんにさまざまな情報を提供している歯科医院も多いと思われます。スタッフの代わりに治療法や販売品の説明が行えるため、その有用性は高いといえます。映像を見た患者さんのほうから自費診療を希望されることも少なくありません。筆者も待合室で同様に活用しています（図8）。筆者の医院では、張り紙は一切行わず、すべてモニターからの情報提供としています。

図8　アイム歯科クリニックにおける待合室情報提供モニター。数種類のビデオを繰り返し自動再生する。

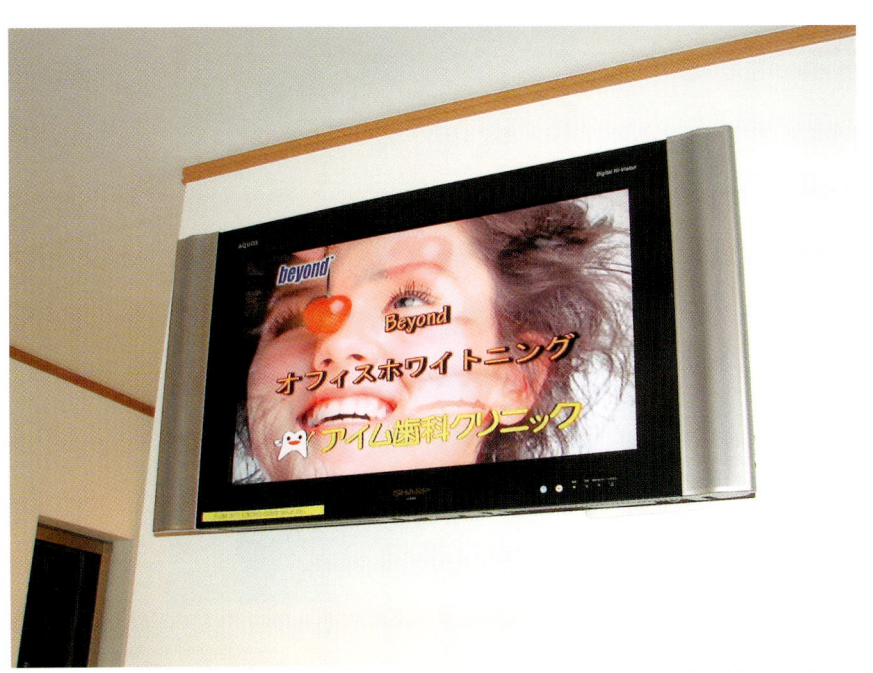

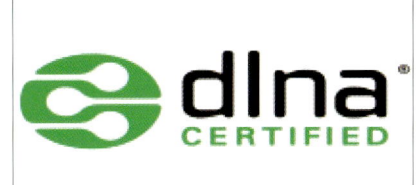

図9　DLNAに対応を認証された機器に表示されるロゴ。

　治療内容などをくわしく説明したDVDビデオも数多く販売されており、それを繰り返し再生している歯科医院も多いと思われますが、DVDプレーヤーも24時間再生を続けると1年前後で壊れてしまうことがあります。最近では1万円を切るプレーヤーも多く、買い替えはそれほど苦ではないかもしれませんが、もっと効率的な方法がありますので、紹介します。
　最近では、コンピュータに限らず映像家電製品にもLAN端子が装備されていますが、これを活用する方法です。現在販売されている液晶テレビやHDD搭載BD/DVDレコーダーにはDLNAという規格に準じた製品が多く存在します（図9）。「ソニールームリンク」などとよばれることもあるように、メーカーによっては、名称が異なる場合もありますが、共通してメーカーの壁をなくし、LANケーブルを使って映像データなどの送受信を行うための規格です。これにより、1台のネットワークHDDのビデオを同時に複数の液晶テレビで再生することが可能となります。
　「ハードディスクに保存」の項（48頁参照）でも紹介したネットワークHDDもDLNAに対応した機器のひとつで、これに保存されたビデオデータを待合室のモニターで繰り返し再生すれば、DVDの故障を考える必要はなくなります（図10）。

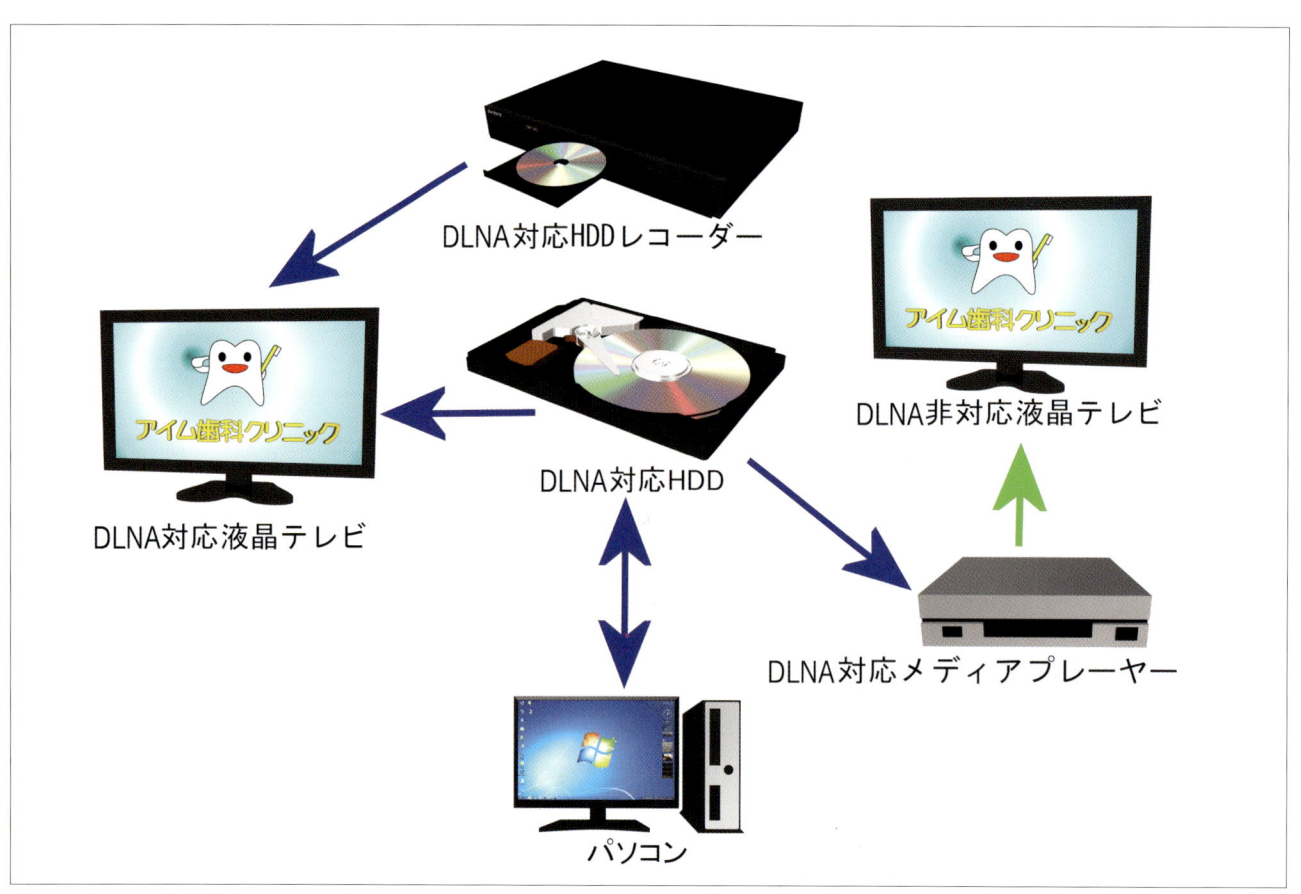

図10　DLNA規格製品による1台のネットワークHDDのビデオを同時に複数の液晶テレビで再生する際の接続例。

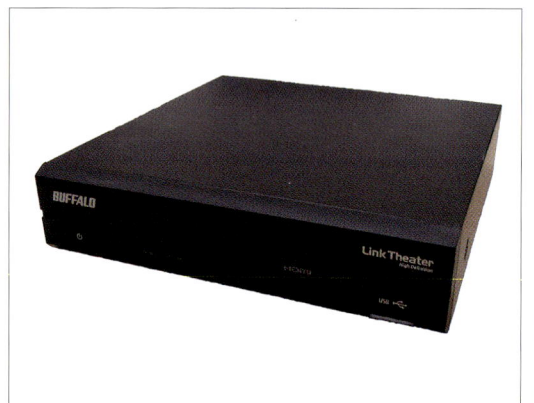

図11　バッファロー社製DLNA対応メディアプレーヤー LT-H90LAN(生産終了品)。DLNAに非対応の液晶テレビでもビデオ再生を可能にする。

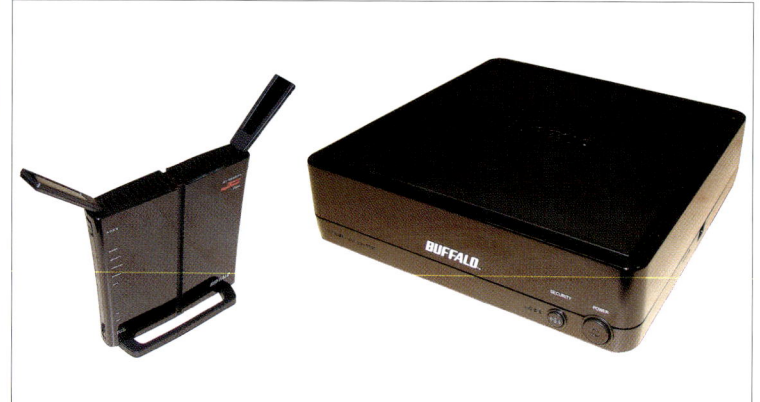

図12　バッファロー社製無線LAN親機 WZR-HP-G300NH(左、生産終了品)。バッファロー社製　無線LAN子機　WLI-TX4-AG300N(右)。LAN配線の困難な場所へも映像の配信を可能にする。

　接続機器によって再生できる映像データの種類に違いがあるため、注意が必要なところもありますが、ネットワークHDDのビデオデータを複数の再生機器で同時再生するので複雑な配線がなく、ほぼLANケーブルのみで活用できます。建築物の構造上の理由で配線が難しい場合でも、無線LANを活用すれば機器の設置場所も選びません(図11、12)。現在使用中の再生機器が壊れた場合など、今後はぜひ導入することをお勧めします。

3 インターネットを用いた動画の活用法

「ネットワークカメラを用いた撮影」の項 (33 頁参照) でも述べたインターネットを使ってのライブ手術の方法以外にも、映像を活かしたインターネット通信の方法があります。無料インターネットテレビ電話として、すでに多くの利用者が存在する「Skype」(図13) を用いた方法も、そのひとつです (http://www.skype.com/intl/ja/ よりダウンロード可能)。基本的にはテレビ電話が目的のソフトウェアですが、カメラ映像の代わりに手術ビデオなどを送信して意見交換などに用いることが可能です。もちろん、手術室のカメラの映像をつないでのライブ手術も可能ですが、ビデオ映像を同時に複数の場所に送れない制限がありますので、1対1の施設間の場合は有効です。会話も電話同様双方向通信ですので、質疑応答も十分可能です。

お手持ちのパソコンにビデオ入力端子があり、「Skype」のビデオ設定画面で映像が映れば、送信が可能となります。もし表示できない場合は、対応したビデオキャプチャーデバイスを準備する必要があります (図14)。

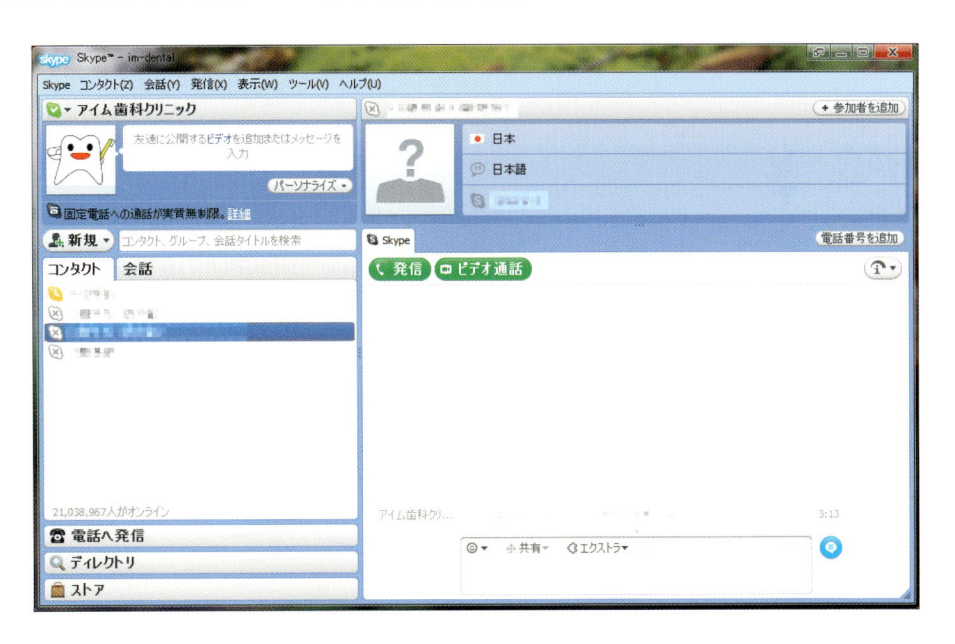

図 13　Skype の基本画面

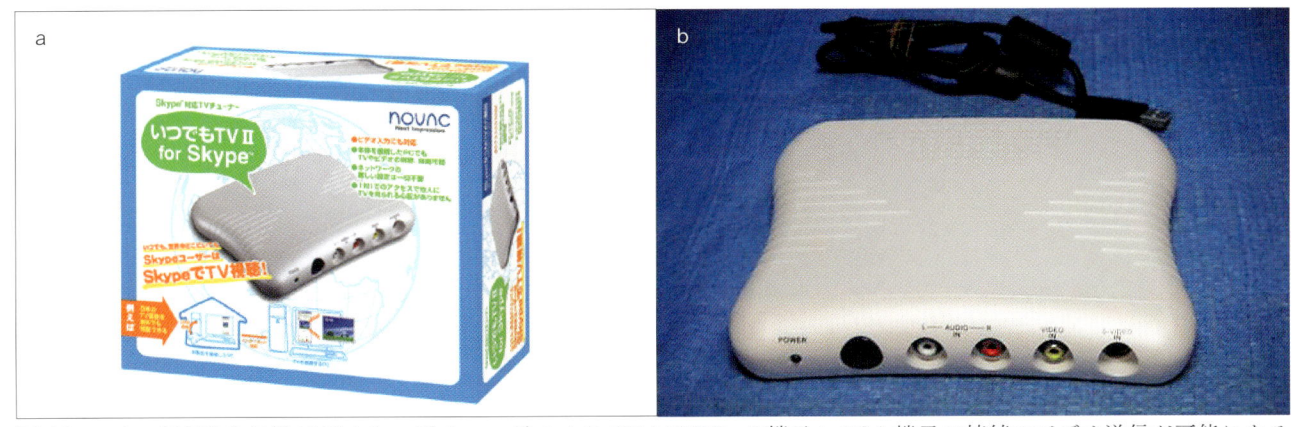

図 14 a , b　NOVAC 社製ビデオキャプチャーデバイス NV-LF2010。S 端子か RCA 端子の接続でビデオ送信が可能になる (Windows XP まで対応、生産終了品)。

第6章
各種音声・映像・データ転送に対応した施設づくり

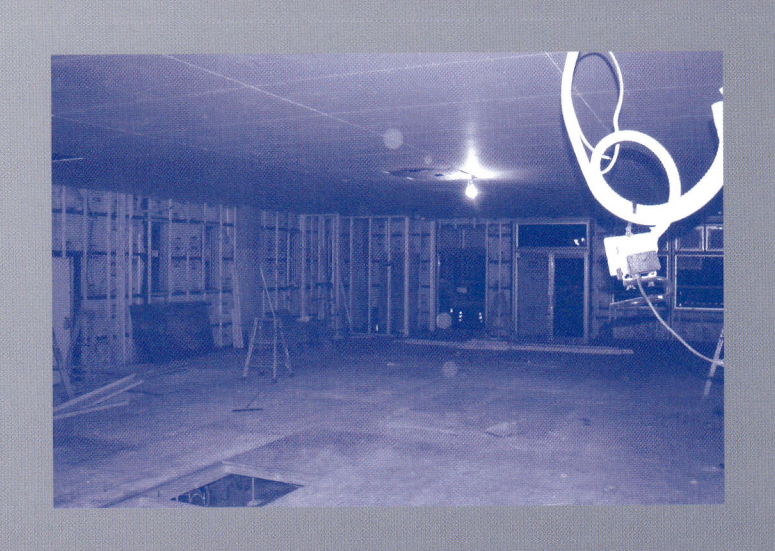

1 配線の工夫

　ほとんどの歯科医師は、いったん歯科医院を開業したら、その後は何年にもわたって、その場所で継続することになるでしょう。開院時は最新の設備を導入し、患者さんから賞賛を受けることもあると思います。しかし、最新設備も時間とともに旧型となり、それにともなう配線も時代遅れとなっていきます。それは、医療機器に限らず一般電化製品も含まれます。機器変更のたびに天井裏や床下に配線を引き直したり、壁に穴をあけたりでは、費用がかかるばかりでなく、内装の不調和や使用できる機能の限界に直面し、変更意欲の低下にもつながります。壁伝いや床伝いの配線も見栄えを極端に落とします。では、今後、設備面において長期にわたって医院のアップグレードを継続していくためには、どのような準備が必要なのでしょうか。

　今後も変化を受ける可能性が低い配線と、高い配線というものがあります。たとえば、電源などは今後も継続して現行のコンセント式のものが使われると予測されます。一方、音声・映像用配線やデータ配線などは、さらに変化していくものと考えられます。まずはこの変化を受ける可能性の高い配線に対して、あらかじめ対処しておくことが重要となります。レセコンやレントゲンクライアント用などのパソコンはLANケーブルでネットワーク接続されていますが、今後は光ファイバーになる可能性もあれば、完全無線化される可能性もあります。待合室のモニターもハイビジョンに対応した配線が必要になる可能性もあります。現在、一般的に用いられているケーブルが使いものにならなくなったときに、交換しやすい施設をあらかじめデザインしておくことがポイントといえます(図1)。

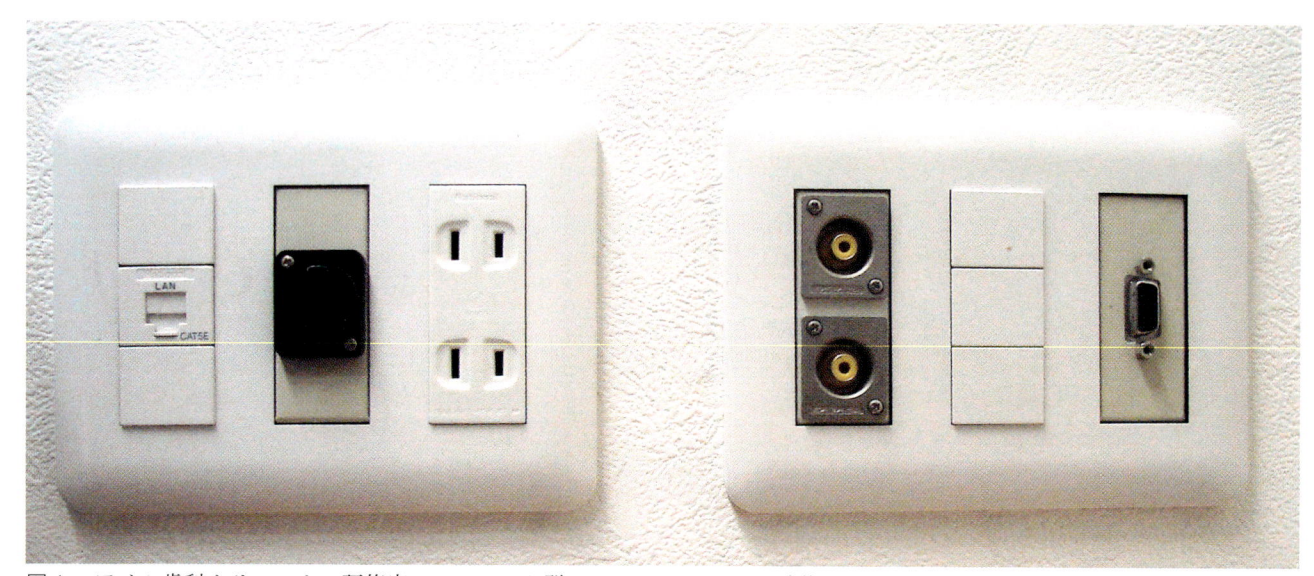

図1　アイム歯科クリニックの研修室のコンセント群。LANやスピーカ、映像、コンピュータ映像などを伝達する。パネル裏までCD管で配管されており、今後の変更も可能である。

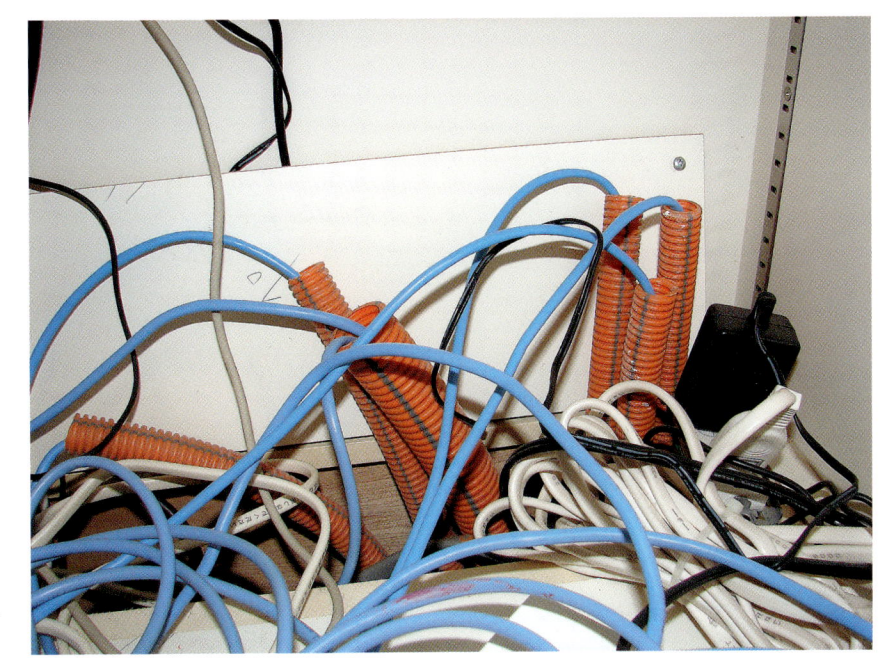

図2　オレンジの管がCD管。LANケーブルなどの交換が容易となる。

　前述の変化を受けにくい電源などは、従来どおり直接壁裏に配線しても問題ありません。変化を受けやすい配線は交換を容易にするためにCD管を通す方法があります（図2）。CD管は配線の出口と入り口をつなぐ樹脂製の管で、何ら特別なものではなく以前から存在するものです。管の太さもさまざまで、配線に合わせて選ぶことになります。建設業者によって積極的に導入してくれるところもあれば、電話回線のみ、あるいはまったく使われないなど、その対応に違いがありますので、これから医院を建築される歯科医師の方は、積極的に引いてもらえるように依頼することをお勧めします。

　CD管は低コストで導入できるため、可及的に多く用いたほうが今後の発展性を確保できます。とくに改装しづらい鉄筋コンクリート造の建物であればなおさらで、問題はその配置方法にあります。むやみに多く設置することは意味をなさず、ある程度の計画が必要です。まずコンピュータネットワークの場合は、サーバーなど中心的な意味合いをもつパソコンから各ポイントに放射状に引くことをお勧めします。こうすることで、サーバーを経由すれば、どのポイントへも配線することができます。音声・映像配線は、録画機器の設置してあるスタッフルームや研修室、受付などを中心として待合室や情報モニターなどに向けて放射状に引きます。そして、サーバーのポイントと録画機器のポイントをさらにつなぐことで、すべて連結した発展性のある体系ができあがります。自宅併設歯科医院などでは、自宅の電話回線の取り出し口やホームセキュリティ機器周囲と医院を結ぶことで、患者さん向けのインターネットパソコンの貸与や、自宅・職場の同時セキュリティなど、さらなる発展を可能にします。

2 時代の変化に対応した建築物

　これから建築を考えているのであれば、メンテナンスを容易にする点検口を天井や床に効率的に配置することが時代の変化に対応した施設になりうると思いますので、ぜひ検討してみてください（図3、4）。また、建築物としては、重量鉄骨造をお勧めします（図5）。なぜなら、重量鉄骨造の場合、柱や壁を内部に一切もたないワンルームの大きな空間を作ることができるため、今後間取りや設置機器の移動を行う際の自由度が高いからです。さらに、手術用の無影灯やマイクロスコープなどの重量物の天井設置が容易かつ強固にできることも、その理由です。そのうえ、構造体の寿命も長いため、「開業資金の完済とともにすぐに建て替えが必要」といった事態になる可能性は少ないと考えられます。

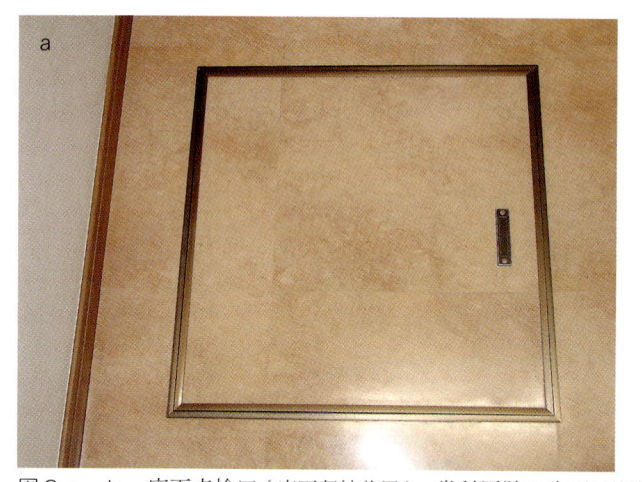

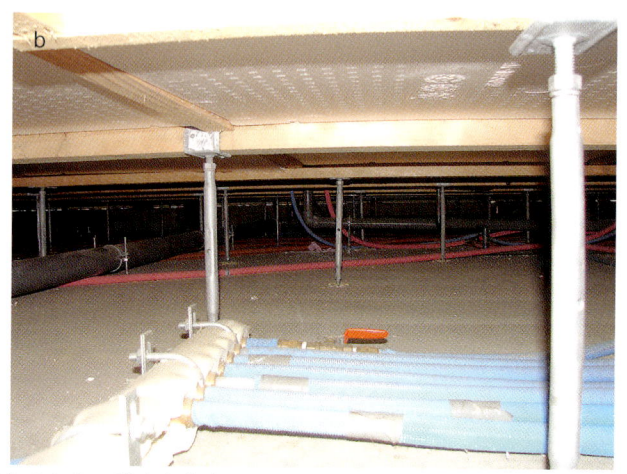

図3 a , b　床下点検口（床下収納兼用）。歯科医院の床下は配管があるため、高さがあり、メンテナンスも容易なことが多い。

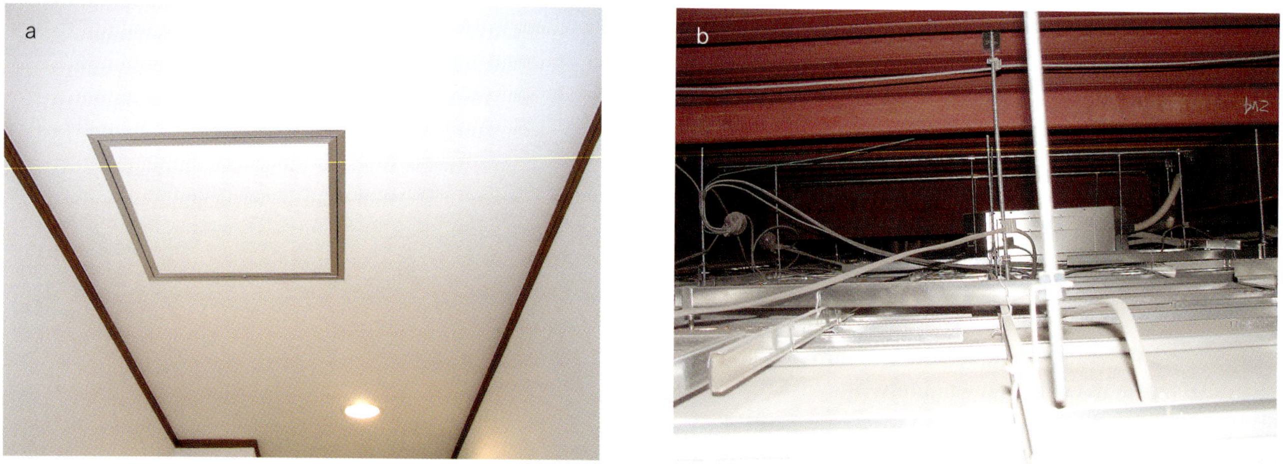

図4 a , b　天井点検口。テナントや重量鉄骨造の場合、ケイテンで天井がつられていることが多く、隙間も多い。

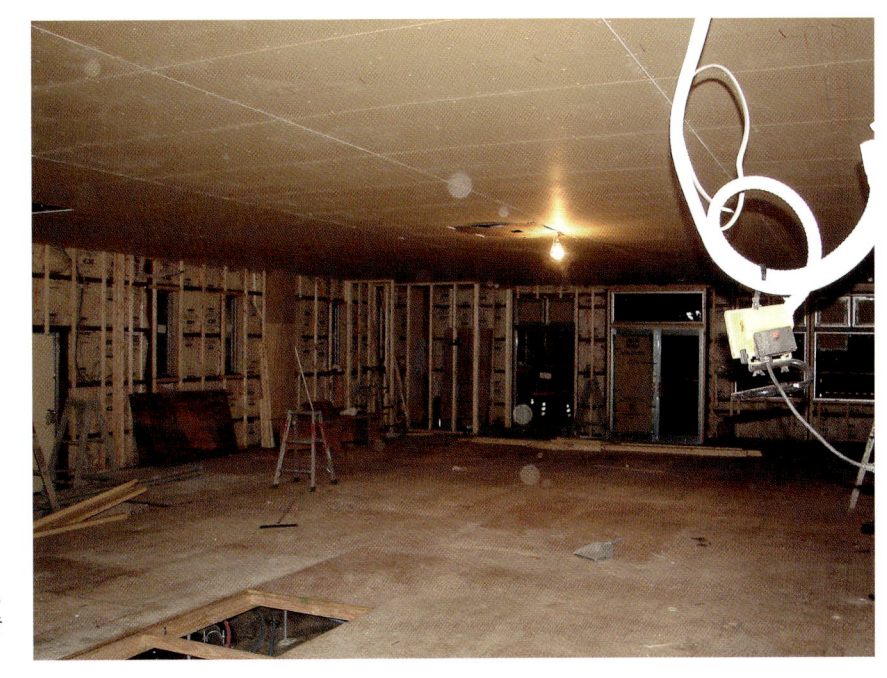

図5 建築中の重量鉄骨造の歯科医院。柱や壁の制限がなく、自由な間取りを考えることができる。

索 引

[和文]

あ
アナログテープカメラ　11

え
エフェクトウィンドウ　87

お
オーディオマスターメータウィンドウ　87

か
拡張子　13
カメラ設定　43

こ
口腔内カメラ　28
光源設定　43
コンテンツウィンドウ　61

さ
材質設定　43
作業ウィンドウ　61
三次元コンピュータグラフィック（3DCG）　42

す
水中撮影用防水ケース　18
ストーリーボード／タイムラインウィンドウ　61

そ
ソースウィンドウ　87
ソニールームリンク　97

た
タイトル (字幕) の挿入　67
タイムラインウィンドウ　87

ち
チェアサイドモニター　94

つ
ツールウィンドウ　87

て
デジタルテープカメラ　11
点検口　104

と
動画撮影カメラ付き無影灯　33

な
内視鏡　40
ナレーションの挿入　67

ね
ネットワークカメラ　33

は
ハードディスクドライブ　48
ハードディスクビデオカメラ　11
ハイビジョン (HD)　12
パソコン　59

ひ
ビデオキャプチャーデバイス　55
ビデオ編集　58

標準画質 (SD)　12

ふ
フォーンプラグ　26
フラッシュメモリービデオカメラ　12
フルハイビジョン(Full HD)　12
プレビューウィンドウ　87
プレビューモニタ　61
プロジェクトウィンドウ　87

へ
ヘッドマウントカメラ　31
ヘッドマウントディスプレイ　32

ま
マイクロスコープ　38
マイクロルーペ　31

も
モーション設定　43
モデリング　43

り
リッピング　54

れ
レイド (RAID)　48
レンダリング　43

ろ
露出　15
露出アンダー　15
露出オーバー　15

106

[欧文]

A
Adobe® Creative Suite® 4 Production Premium　86
Adobe® Premiere® Pro　86
Apple PC　72
AVCHD　13

B
BD-R　50
BD-RE　50
BGMの挿入　67

C
CCDカメラ部　38
CD管　103

D
DLNA　97
DLNA対応HDD　98
DLNA対応液晶テレビ　98
DLNA対応メディアプレーヤー　98
Dolby Digital　86
DV　13
DVD-R　50
DVD-RW　50
DVD+R　50
DVD+RW　50
DVD-RAM　50
DVD-VRフォーマット　52
DVDビデオカメラ　11
DVDビデオフォーマット　52

D端子　26

E
Elgato Video Capture　74
Excel　94

F
Final Cut Express　84
Final Cut Pro　84
Full HD　12

H
HD(High Definition)　12
HDD搭載BD／DVDレコーダー　52
HDMI端子　26

I
iDVD　82
IEEE1394端子　27
iMovie　76

M
Mac　72
Macintosh　72
Microsoft Office Personal　94
MPEG-2　13

P
Poser®7　42
PowerPoint　94
PowerPoint Viewer 2007　95

Q
Quicktime　73

R
RAID　48
RCA端子　26
RJ-45端子　27

S
SD(Standard Definition)　12
Shade11 Professional　42
Skype　99
S端子　26

T
Trapcode Suite 2009　86

U
USB端子　27

V
Vue™6 Infinite　42

W
Windowsムービーメーカー　29、61
Windouws Liveムービーメーカー　71
Word　94

[著者略歴]

嶋田　淳（しまだ　じゅん）

1980 年	城西歯科大学（現：明海大学）歯学部卒業
1984 年	城西歯科大学大学院口腔外科学専攻博士課程修了
1991 年	明海大学歯学部口腔外科学第 1 講座・助教授
1993 年	米国アラバマ州立大学バーミンハム校（口腔顎顔面外科学）留学（～ 1994 年）
2004 年	明海大学歯学部口腔外科学第 1 講座・教授
2005 年	明海大学歯学部病態診断治療学講座口腔顎顔面外科学分野 1・教授

＜主な所属学会＞
社団法人日本口腔外科学会（評議員・専門医・指導医）
一般社団法人日本歯科麻酔学会（認定医）
特定非営利活動法人日本顎咬合学会（評議員・指導医）
社団法人日本口腔インプラント学会（評議員・専門医・指導医）
一般社団法人日本顎顔面インプラント学会（理事・指導医）
日本外傷歯学会（理事・指導医）

＜主な著書＞
『インプラント手術をマスターするための関連器材マニュアル　診断用器材からピエゾサージェリーまで』クインテッセンス出版　2009 年（共編）
『DVD ジャーナル　インプラントのための骨採取・骨移植・骨造成テクニック』クインテッセンス出版　2010 年

池田善彦（いけだ　よしひこ）

1998 年	明海大学歯学部卒業
2002 年	明海大学大学院口腔外科学専攻博士課程修了
2005 年	明海大学歯学部病態診断治療学講座口腔顎顔面外科学分野 1・臨床助手
2007 年	アイム歯科クリニック開業（埼玉県北足立郡伊奈町）明海大学歯学部病態診断治療学講座口腔顎顔面外科学分野 1・非常勤助教

＜主な所属学会＞
社団法人日本口腔外科学会
一般社団法人日本歯科麻酔学会
社団法人日本口腔インプラント学会
一般社団法人日本顎顔面インプラント学会

デンタルムービー超入門
よくわかる！すぐできる！撮影・編集・活用法

2011年1月10日　第1版第1刷発行

監 著 者　嶋田　淳
著　　者　池田　善彦
発 行 人　佐々木　一高
発 行 所　クインテッセンス出版株式会社
　　　　　東京都文京区本郷3丁目2番6号　〒113-0033
　　　　　クイントハウスビル　電話 (03)5842-2270(代表)
　　　　　　　　　　　　　　　　　(03)5842-2272(営業部)
　　　　　　　　　　　　　　　　　(03)5842-2279(書籍編集部)
　　　　　web page address　http://www.quint-j.co.jp/

印刷・製本　サン美術印刷株式会社

©2011　クインテッセンス出版株式会社　　　　禁無断転載・複写
Printed in Japan　　　　　　　　　　　　　　落丁本・乱丁本はお取り替えします
　　　　　　　　　　　　　　　　　　　　　　ISBN978-4-7812-0178-8　C3047

定価は表紙に表示してあります